ABLATION

DE

L'UTÉRUS CANCÉREUX

PAR LA VOIE SACRÉE

PAR

Le Dr Lucien VESLIN

Ancien interne des hôpitaux de Paris et de la maternité de l'hôpital Tenon
Médaille de bronze de l'Assistance publique

PARIS

G. STEINHEIL, ÉDITEUR

2, RUE CASIMIR-DELAVIGNE, 2

1894

ABLATION

DE

L'UTÉRUS CANCÉREUX

PAR LA VOIE SACRÉE

IMPRIMERIE LEMALE ET Cie, HAVRE

ABLATION

DE

L'UTÉRUS CANCÉREUX

PAR LA VOIE SACRÉE

PAR

Le Dr Lucien VESLIN

Ancien interne des hôpitaux de Paris et de la maternité de l'hôpital Tenon
Médaille de bronze de l'Assistance publique

PARIS

G. STEINHEIL, ÉDITEUR

2, RUE CASIMIR-DELAVIGNE, 2

1894

A M. LE Dr LÉON LABBÉ

Professeur agrégé à la Faculté
Chirurgien de l'hôpital Beaujon
Membre de l'Académie de médecine
Commandeur de la Légion d'honneur

ABLATION

DE

L'UTÉRUS CANCÉREUX

PAR LA VOIE SACRÉE

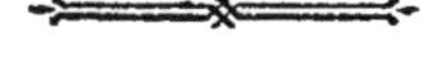

INTRODUCTION

Une femme, âgée de 35 ans, se présente dans le service de M. L. Labbé, le 5 avril 1893, se plaignant de violentes douleurs de reins, de pertes de sang abondantes et continuelles. Il s'agit d'un épithélioma de l'utérus, tout à fait au début si on s'en rapporte aux lésions du col; du reste l'utérus, dans sa totalité, est mobile et l'hystérectomie vaginale nous semble devoir être facile. M. Michaux est absolument de notre avis et l'opération doit être pratiquée le 13 avril. Malheureusement, le col qui nous semblait peu malade et recouvert, à part une légère ulcération, d'une muqueuse saine, est au contraire très profondément altéré, et le tissu utérin se laisse déchirer à la moindre traction. Dès lors, l'opération projetée ne peut être faite et tout doit se réduire à un simple grattage. Je dois dire que cette intervention est, dans ce cas, loin de nous satisfaire.

Grâce à l'extrême obligeance de M. le professeur

Farabeuf, nous avions pu, M. Michaux et moi, enlever, quelques semaines auparavant, sur le cadavre, un utérus par la voie sacrée. Nous avions été frappés de la facilité de l'opération, du jour considérable que l'ablation d'une partie du sacrum pouvait donner, comme cela a été observé par tous ceux qui ont fait l'hystérectomie sacrée sur le cadavre.

En présence de l'impossibilité d'une opération complète par le vagin, M. Michaux se décide à faire l'ablation de l'utérus par la voie sacrée.

A la suite de cette intervention, nous avons pensé qu'il y aurait peut-être quelque intérêt à rechercher ce qui a été fait jusqu'à ce jour sur l'hystérectomie sacrée pour cancer. Nous avons étudié les publications assez nombreuses faites principalement à Vienne et à Berlin, et nous sommes arrivé à pouvoir exposer quelques idées sur la question.

Dans une première partie de notre travail, nous signalerons ce qui a été fait jusqu'à ce jour; dans une seconde partie nous exposerons le manuel opératoire, les indications et nos quatre observations personnelles.

Au reste, si ce travail modeste vaut quelque chose, le mérite en est aux maîtres qui, par leurs leçons, leurs conseils, leurs exemples, ont pendant notre externat et notre internat guidé nos études médicales :

A M. Léon Labbé, dont nous avons été l'externe et deux années l'interne (1891-1893). Nous lui devons le meilleur de notre instruction chirurgicale, nous n'oublierons jamais ses excellents conseils et son extrême bienveillance.

A M. Michaux, qui nous a si souvent guidé la main dans les nombreuses opérations que nous avons faites sous sa direction et dont les quotidiennes et agréables leçons nous ont été si profitables.

A M. Champetier de Ribes, qui nous a laissé la plus large initiative dans son service d'accouchements de l'hôpital Tenon et nous a fait profiter de sa sûreté de diagnostic et de son habileté opératoire.

A M. Legroux, médecin de l'hôpital Trousseau, dont nous avons été trop peu de mois l'interne, mais qui a été si bienveillant pour nous.

A M. Reynier, notre premier maitre d'internat. Nous n'oublierons jamais la bonté avec laquelle il a dirigé nos premières opérations et la bienveillance qu'il n'a cessé de nous témoigner depuis que nous ne sommes plus son interne.

A MM. Théophile Anger, Reclus, Kirmisson, dont nous avons été l'interne provisoire (1889).

A MM. Fournier et Dreyfus-Brisac, dont nous avons été l'externe; à nos autres maitres dans les hôpitaux, MM. Schwartz, Tuffier, Brun, Routier, Broca, Auvard, Boissart.

Que M. le professeur Tillaux agrée l'expression de notre vive reconnaissance pour ce qu'il a bien voulu accepter la présidence de cette thèse.

PREMIÈRE PARTIE

La méthode opératoire que nous proposons, dit Hochenegg (1) (28 février 1889), consiste en ceci : le coccyx est enlevé, une aile du sacrum réséquée, le rectum isolé et récliné de côté ; l'excavation pelvienne est alors largement ouverte et les organes génitaux internes de la femme peuvent être facilement atteints. Quant à ce qui concerne les règles essentielles pour l'extirpation des organes, le traitement de la plaie, j'ai évité de donner des règles générales, parce que des modifications doivent être faites suivant les cas.

Herzfeld (2), continue Hochenegg, a fait des recherches anatomiques au sujet de cette opération et est arrivé aux conclusions suivantes : que les organes génitaux internes de la femme ne peuvent apparaître plus facilement aux yeux et être aussi facilement abordés que dans la méthode de Kraske modifiée.

Jusqu'à ce jour, on n'a fait que des expériences sur le cadavre ; mais aujourd'hui je puis vous démontrer par deux exemples que l'hystérectomie sacrée peut être faite sur le vivant. L'un des cas est dû à M. Primarius Gersuny. Il s'agit d'un cancer du col de l'utérus

(1) HOCHENEGG. *Wiener klinische Wochenschrift*, 1889.
(2) HERZFELD. *Wiener Allgmein. med. Zeitung*, 1888.

ayant envahi les culs-de-sac du vagin : l'opérateur essaie sans succès l'hystérectomie vaginale. Il pratique immédiatement l'hystérectomie sacrée.

Opération, 2 décembre 1888. — Après une incision arciforme de la peau, il résèque le coccyx et l'aile droite du sacrum, au-dessous du troisième trou sacré. Il récline le rectum à droite et trouve un ganglion carcinomateux qu'il enlève ; ouverture du péritoine sur la ligne médiane. L'utérus est alors attiré au dehors, les ligaments larges sont liés en masse à droite et à gauche. Incision autour du col, et l'extirpation de l'utérus est achevée par le vagin. Le péritoine est en partie suturé, mais on laisse un drainage à la gaze iodoformée.

Les suites opératoires furent simples et la malade put quitter l'hôpital le 13 janvier 1889, ayant encore une légère plaie granuleuse. Ce cas, ajoute Hochenegg, que M. Primarius a eu la bonté de me communiquer, présente une grande importance, à plusieurs points de vue, en ce qui concerne la méthode opératoire proposée par Herzfeld et par moi. Et en premier lieu, il prouve que beaucoup de carcinomes utérins peuvent être abordés par une opération, quand même l'extirpation par le vagin ne paraît plus possible à cause de la fixité de l'utérus. En second lieu, il est bon d'attirer l'attention sur ce point que l'opérateur a rencontré, en procédant par la voie sacrée, un ganglion carcinomateux qui eût passé inaperçu s'il avait suivi la voie vaginale : ce qui nous permet d'espérer une guérison plus durable.

L'histoire du deuxième cas opéré par Hochenegg lui-même ne rentre pas absolument dans notre sujet. Il s'agit d'un kyste adhérant fortement à l'utérus, de sorte que ce dernier a dû être enlevé en même temps que la tumeur.

Et Hochenegg termine par ces conclusions :

1° L'extirpation des tumeurs des organes génitaux internes de la femme, lorsqu'elles ne dépassent pas un certain volume, est possible par la voie sacrée ;

2° Cette méthode paraît indiquée dans un certain nombre de maladies où la voie vaginale et la laparotomie ne peuvent pas donner de résultats radicaux ;

3° Ses avantages consistent à pouvoir faire une hémostase sûre et un drainage suffisant.

A la même époque (mars 1889), Wiedow (1) publie trois observations de malades opérées par la voie sacrée par le professeur Hégar. De ces trois cas, un seul nous intéresse. Il s'agit d'une malade atteinte de cancer du corps de l'utérus.

Opération. — Incision en Y à la partie postérieure du sacrum, qui commence à 3 centim. en dedans et un peu au-dessous de l'épine iliaque postérieure et inférieure, et se termine au coccyx. La partie supérieure du lambeau reste en connexion avec la surface sacrée. Après avoir sectionné muscles et ligaments, on coupe le sacrum avec la scie à chaîne placée de bas en haut et le plan osseux est récliné en haut avec les parties molles.

Le rectum est repoussé à gauche et on se porte profondément à droite ; la recherche du péritoine est rendue difficile par la grande abondance de graisse.

On s'oriente cependant assez facilement, grâce à un

(1) Wiedow. *Berliner klinische, Wochensch.*, 1889, n° 10, p. 202

doigt introduit dans le vagin. Le péritoine incisé, on cherche l'utérus et on essaie de l'amener au dehors, ce qui est assez difficile à cause de son volume considérable; on y arrive cependant en appliquant sur le fond une pince de Museux; ligature en deux parties avec de la soie du ligament large droit et section; à gauche, le ligament était rétracté, on fit une ligature à la soie, et par-dessus une ligature élastique. L'utérus est partiellement libéré de ses attaches vaginales, sans avoir toutefois ouvert la cavité du vagin.

La suture du péritoine qui est faite ensuite est rendue des plus difficiles par la petite quantité de séreuse dont on dispose et par sa grande friabilité. Cette manœuvre serait sans doute plus facile si on disséquait le péritoine utérin, plus spécialement au niveau du repli vésical. La fermeture de la cavité péritonéale faite, on libère complètement l'utérus et on l'enlève. Du côté droit, on voyait l'artère utérine battre distinctement, de sorte qu'on pouvait la lier isolément. Du côté gauche, le tissu était épaissi, on ne put distinguer l'artère et le ligament fut lié en masse.

L'hémorrhagie qui résulte de la section du vagin peut être importante. On laisse quelques pincés à demeure. La plaie, incomplètement fermée, est drainée avec de la gaze au chlorure de zinc à 2 p. 100.

Guérison sans fièvre après un temps assez long.

L'auteur termine par ces quelques réflexions quant au cancer de l'utérus :

L'extirpation totale de l'utérus par la voie sacrée présente des avantages indiscutables sur l'opération par le vagin ; on voit bien ce que l'on lie, et on peut très bien fermer la cavité péritonéale avant d'ouvrir le vagin et d'enlever le col de l'utérus.

Nous devons avouer que l'extirpation de l'utérus, augmenté de volume, ainsi que la ligature du ligament raccourci ont présenté de grandes difficultés. La conservation du sacrum présente certains avantages sur le procédé ordinaire de Kraske et la consolidation se fait sans amener d'ennuis.

Zuckerkandl (1) (avril 1889) se demande s'il est bien nécessaire d'enlever le sacrum et le coccyx pour atteindre l'utérus et les organes génitaux du petit bassin.

Pour ma part, dit-il, je pense que cette mutilation est inutile. Si sur un cadavre dont l'abdomen est intact, on considère les parties postérieures du bassin, après section des portions musculaires et des ligaments sacro-sciatiques, on perçoit, à travers les deux échancrures, une portion du rectum de 7 à 8 centim., la vessie, surtout si elle est distendue par l'urine et l'utérus.

D'après ces considérations, l'auteur en arrive à l'opération suivante qu'il n'a faite que sur le cadavre. Le sujet est placé sur le côté droit et on opère à gauche. L'incision commence au niveau de la tubérosité iliaque et est continuée suivant le bord du sacrum, en décrivant un arc vers la fosse ischio-rectale ; elle se termine à ce niveau entre le rectum et le coccyx. Les muscles, les ligaments sont sectionnés. Si maintenant on se porte vers le cul-de-sac de Douglas, on peut aisément le sectionner et voir les organes du bassin, c'est-à-dire la

____

(1) *Wiener klinisch. Woch.* 1889, n° 14, p. 276.

partie supérieure du rectum, l'S iliaque, l'utérus et ses annexes. Les gros vaisseaux et les nerfs qui sortent par l'échancrure sont en dehors de la plaie. En somme, cette opération, conclut Zuckerkandl, fournit les mêmes avantages que celle de Kraske ; de plus l'hémorrhagie est moins considérable. La plaie est plus étendue, mais elle n'intéresse que des parties molles, ce qui est un avantage énorme si on la compare à l'opération osseuse...

Le procédé de Wölfler (1) se rapproche singulièrement de celui de Zuckerkandl. La malade est couchée sur le côté gauche ; incision qui commence sur le côté droit du sacrum à 2 centim. en dehors de l'union de celui-ci avec le coccyx. Elle décrit une légère courbure à concavité tournée du côté de la tubérosité droite, descend vers le rectum jusqu'au périnée, à 2 ou 3 centim. de la commissure de la vulve. On incise ensuite muscles et ligaments. Le péritoine est ouvert, les ligaments liés et l'utérus enlevé suivant la méthode de Hochenegg. Telle est la méthode para-sacrée de Wölfler.

Lévy (2), de Berlin, a apporté une modification quant à l'incision ; l'auteur n'a du reste opéré que sur le cadavre. Il sectionne transversalement l'extrémité inférieure du sacrum et l'abaisse, grâce à deux incisions verticales qui partent de chacune des extrémités de la première. Lévy a fait ses études cadavériques pour aller chercher le rectum, on pourrait sans doute les mettre en pratique pour aller à la recherche de l'utérus.

(1) WÖLFLER. *Wiener klinische Wochenschrift*, avril 1889.
(2) *Centralblatt für Chirurgie*, 1885, n° 13.

Roux (1), de Lausanne, a fait quatre opérations par la voie sacrée dont deux pour cancer de l'utérus.

La malade est couchée sur le côté gauche ; incision qui commence à droite de l'anus, rejoint la ligne médiane jusqu'au coccyx et suit pendant 10 centim. environ le bord droit de celui-ci et du sacrum, pour se terminer par un crochet vers la ligne médiane. Abaissement du sacrum sectionné et suture à la fesse. Le rectum refoulé à gauche, on ouvre largement la cavité de Douglas. Section circulaire du vagin, on isole facilement le col, quoique quelques fibres musculaires de la vessie aient été déchirées sans lésions de la muqueuse.

On passe aux ligatures latérales comme par la voie vaginale, *mais en voyant ce qu'on fait,* ce qui n'empêche pas les dernières d'être difficiles à placer, étant donné le volume et la longueur extrême de l'utérus (18 centim.). En voulant l'attirer avec la pince de Museux, on lui fait une déchirure dans le col, tant il est ramolli ; il faut alors passer la main entière dans la cavité péritonéale pour accoucher littéralement le fundus déjà libéré de toute attache. On coud l'hiatus dans la musculaire de la vessie ; on suture le haut du vagin qu'on isole ainsi complètement, tandis qu'on laisse béante l'ouverture péritonéale dans laquelle on laisse un tampon de gaze iodoformée. Suture du sacrum et seulement « des extrémités de la plaie. »

La malade quitte l'hôpital, guérie.

La seconde opérée est atteinte de cancer du col ayant envahi le vagin. Décubitus latéral gauche, même incision que précédemment. Résection transverse du sacrum, au-

(1) Roux. *Correspondenzblatt für Schweiz. Aerzte,* 1889.

dessous du troisième trou sacré, fixation de l'angle osseux à la fesse gauche. Large ouverture du cul-de-sac de Douglas. Abaissement du fundus très facile et section des ligaments larges. L'hémorrhagie provenant d'énormes veines est assez forte. On trouve en avant, vers la gauche, le col adhérent à la vessie dont une partie de la paroi doit être excisée. On suture immédiatement la muqueuse au catgut et la musculaire à la soie fine. Ensuite on abaisse par-dessus cette suture vésicale le péritoine du cul-de-sac vésico-utérin qu'on fixe à la paroi postérieure du vagin de façon à conduire l'urine, au moins les premiers jours, si la vessie cède, dans le canal et non dans la plaie. On rétrécit l'ouverture péritonéale par quelques points à la soie. On fixe en place le sacrum et on tamponne la plaie à la gaze iodoformée après avoir fermé la plaie cutanée aux deux extrémités.

L'urine s'écoula pendant quelques jours par le vagin, puis par le vagin et la plaie. La malade eut, de plus, de l'intoxication par l'iodoforme. Malgré cela, la guérison est arrivée assez vite et actuellement la plaie se comble à vue d'œil, le sacrum est encore un peu mobile.

Nous avons été frappé, ajoute Roux comme réflexions, de l'espace relativement énorme que cette méthode rend disponible. Chez notre dernière opérée, nous avons pu voir largement la paroi antérieure de l'abdomen entre l'ombilic et la symphyse, par-dessus la vessie.

Nous n'avons remarqué aucun inconvénient fonctionnel de la résection transverse du sacrum au lieu d'une résection partielle oblique; tandis que, au contraire, il nous semble avantageux à tous les points de vue de conserver et de réappliquer cet os et le coccyx au lieu de les exciser. Notre incision est sanglante, mais, à ce que je crois, pas plus que celle de Wölfler et de E. Zuckerkandl à travers les muscles.

Mieux que tous les autres procédés proposés pour atteindre les organes génitaux de la femme, elle permet de contrôler également bien des deux côtés, parce qu'on arrive par derrière et par une voie très large et très étendue ; il est vrai que notre incision donne une plaie énorme, mais c'est un principe excellent que de se ménager les coudées franches dans toute opération.

Il n'y a aucune raison pour préférer un côté plutôt que l'autre, pour atteindre l'utérus malgré la position plus à gauche du rectum. Quant au traitement post-opératoire, il n'y a qu'à faire coucher les malades sur le côté où a porté l'incision, afin de faciliter l'écoulement des sécrétions devant le sacrum.

Quelle que soit l'incision choisie suivant les cas, il nous paraît incontestable que l'accès aux organes pelviens par la voie sacrée ou para-sacrée constitue un progrès sérieux destiné à étendre singulièrement l'action des chirurgiens et c'est après l'avoir constaté avec une surprise agréable que nous avons cru devoir publier ces quelques notes. »

A la Société d'accouchement et de gynécologie de Vienne (séance du 5 octobre 1889) (1), Kochler donne un compte rendu de 4 cas de cancer de l'utérus opérés par la méthode sacrée à la clinique chirurgicale du professeur Albert. Il décrit avec détail l'opération d'après la méthode de Hochenegg et insiste sur ce fait que les cas opérés

____

(1) *Centralblatt für Gynækologie,* 1890.

V. 2

étaient tous avancés, de sorte que l'extirpation vaginale n'était plus possible; les malades, ajoute-t-il, furent renvoyées guéries, ayant encore de légères plaies granuleuses.

Zinsmeister prend ensuite la parole au sujet d'un cas de cancer opéré par la méthode Kraske-Hochenegg. L'utérus était gros et adhérent au rectum. Zinsmeister insiste sur la difficulté d'ouvrir le péritoine; on peut, ajoute-t-il, voir très clairement les organes du bassin, on peut facilement attirer l'utérus et l'extirper en même temps que la partie supérieure du vagin. Le vagin a été suturé, et le péritoine et la plaie drainés à la gaze; la malade est morte quatre heures après l'opération.

Herzfeld fait remarquer que la recherche du péritoine doit être faite tout à fait à droite du rectum.

Hochenegg pense qu'il vaut mieux entrer à gauche du rectum.

V. Beck dit que Hégar pénètre toujours à droite du rectum, il fait une dissection soignée du péritoine qui recouvre la portion antéro-inférieure de l'utérus, afin de pouvoir fermer la cavité péritonéale avant d'ouvrir le vagin.

Hochenegg pense que la suture du péritoine n'est pas généralement nécessaire. De plus, dans bien des cas elle est impossible

Hofmokl demande si, l'incision péritonéale faite, les intestins ne viennent pas dans la plaie.

Hochenegg répond que cela n'arrive pas.

V. Beck (1), dans un assez long travail sur la méthode sacrée, dit qu'à sa connaissance la première

(1) *Zeitschrift für Geburtshülfe und Gynœkologie.* Stuttgart, 1890.

opération a été faite par Hégar en novembre 1888 ; il
rappelle brièvement ce que font Hochenegg et Herzfeld,
et indique quelques modifications apportées par Hégar.
Et tout d'abord il conseille d'aborder le rectum à droite
et de le récliner à gauche. Partant de ces faits anatomiques, dit-il, que l'utérus siège normalement sur la
ligne médiane, que le rectum, dans la moitié inférieure,
n'est pas médian à la concavité du sacrum mais un peu
poussé à gauche, tournant sa concavité en avant pour se
terminer par une partie convexe qui suit le coccyx, nous
pensons qu'il faut faire l'ouverture du péritoine sur le
côté droit du rectum. On peut alors par la vue et le
toucher se rendre compte de la situation de l'utérus, de
ses annexes et de leurs modifications pathologiques.

Herzfeld (1) dans son travail, continue-t-il, suppose
qu'il s'agisse d'enlever un utérus cancéreux et il opère
de la façon suivante : on saisit le corps de l'utérus avec
des pinces de Museux, puis on l'attire en arrière. On
voit alors les trompes, les ovaires, la face antérieure de
l'utérus ; on peut sentir les ligaments ronds, les uretères
et suivre nettement des deux côtés du col les artères
utérines. Quand on s'est ainsi orienté, on place une
double ligature sur les ligaments larges et on fait la section. Plus la ligature et la section auront été faites en
bas, plus l'utérus sera mobilisé et facile à récliner en
dehors du péritoine. Herzfeld fait alors la toilette de la
séreuse et la referme. Il décrit de la façon suivante cette
partie de l'acte opératoire : l'utérus rabattu en arrière
et fortement tiré tourne sa face antérieure en haut. Si

(1) *Loc. cit.*

on suture au péritoine vésical la portion péritonéale postérieure, en ayant soin de réunir à droite et à gauche les débris qui tiennent aux ligaments, on a ainsi fermé le sac séreux et l'opération se fait en dehors du ventre.

On sépare ensuite le col de l'utérus de ses attaches vésicales et les parties inférieures des ligaments larges, avec leurs plexus veineux et l'artère utérine, sont liées et sectionnées.

Il n'est pas nécessaire de fermer le vagin, la plaie cutanée est suturée après drainage à la gaze iodoformée.

Dans son premier cas, Hégar opéra ainsi suivant la méthode d'Herzfeld, mais le processus de guérison fut lent et la plaie ne se cicatrisa qu'après un temps considérable, et de plus un trajet fistuleux resta permanent. Aussi dans les cas suivants Hégar fit seulement l'ablation temporaire du sacrum. Dans ce but, il fit une section en Y dont les extrémités se trouvaient à un centimètre au-dessus de l'épine iliaque postérieure et inférieure et la pointe au coccyx (voir travail Wiedow).

V. Beck continue son travail par l'exposé de sept malades opérées à la clinique du professeur Hégar par la voie sacrée. Quatre seulement étaient atteintes de cancer et une de ces malades nous est connue par le travail de Wiedow.

1° Femme de 46 ans, atteinte de cancer du corps de l'utérus, opérée le 1er mars 1887. Manuel opératoire de Herzfeld modifié, comme nous l'avons dit, quant à la section osseuse. Suture complète du péritoine. Ablation facile de l'utérus. Une partie du coccyx se nécrose. La malade sort guérie le 2 mai.

2° Cancer du col ayant envahi le vagin. Opération en

mars 1889. Incision en Y, plus longue que dans les cas ordinai-
res, car la malade est très grasse. Hémorrhagie assez abondante
au moment de la section de l'os ; le rectum est extrêmement
distendu. Grande difficulté pour ouvrir le péritoine. L'utérus est
adhérent en arrière. Ligature des ligaments difficile, surtout à
gauche. Le péritoine est incomplètement fermé.

La malade meurt 4 jours après l'opération.

A l'autopsie, on trouve une grande quantité de pus dans le
bassin, au-dessous du péritoine, et la paroi abdominale elle-
même est envahie par la suppuration.

3° Cancer en chou-fleur du col étendu jusqu'au vagin chez
une femme de 32 ans. L'utérus est fortement adhérent, ce qui
rend son ablation difficile.

La malade meurt le lendemain de l'opération. L'autopsie
n'a pas été faite.

Suivent quelques observations générales sur les différents cas opérés.

Le premier cas était tout à fait classique. Utérus gros,
mobile, ligaments extensibles ; on arrivait facilement à
enlever l'utérus et les annexes ; on voyait nettement les
rapports des différents organes, les artères utérines
étaient facilement isolables et la guérison fut complète
et rapide. Le second cas présentait toutes les difficultés
possibles, dont on a cependant eu raison grâce au mode
d'intervention. La fixation de l'utérus en arrière, les
adhérences très vasculaires qui ont dû être liées pour
éviter une trop grande perte de sang, ont été autant de
difficultés à vaincre ; les ligaments raccourcis ont dû être
serrés dans des ligatures élastiques, et à gauche même
on dut couper quelque peu du tissu utérin afin d'avoir
un moignon suffisant à lier. De plus, l'occlusion com-

plète de la cavité péritonéale ne put être faite. La mort de cette malade n'est certainement pas attribuable à l'opération. La suppuration de la paroi existait avant l'intervention et n'avait pas été diagnostiquée à cause de l'adiposité considérable de l'opérée. De plus, on a constaté une double néphrite parenchymateuse et un cœur dégénéré. Le dernier cas n'a offert aucune difficulté opératoire et c'est bien un cas moyen, à classer entre le premier et le deuxième. La malade est morte probablement de péritonite.

Le nombre de nos extirpations de l'utérus est encore petit. Nous sommes pourtant persuadé de son avantage sur la méthode vaginale.

C'est ce que montre bien le deuxième cas, qu'il n'eût pas été possible d'opérer par le vagin à cause de ses adhérences considérables et de l'hémorrhagie.

On peut, dans cette façon d'opérer, fermer le péritoine avant d'enlever le col utérin ; l'opération est faite, dans sa dernière partie, complètement en dehors du péritoine.

Par la méthode sacrée, il est facile de tout voir ; on peut aisément lier les ligaments et prendre isolément l'artère utérine ; de plus, toute hémorrhagie qui se produit est immédiatement arrêtée. Enfin la séparation du vagin et de la vessie est bien plus facile que par la voie vaginale et jamais l'épiploon ne vient jusque dans la plaie, comme cela arrive quand on opère par le vagin.

Dans le cas où on nous ferait cette objection que la résection sacrée constitue une grosse intervention, nous répondrions que l'ouverture du canal sacré, faite en bas,

est sans importance et n'a eu jusqu'ici aucune suite
fâcheuse. Quant à l'os lui-même, si on le remet en place
comme le fait Hégar, on ne perd rien des parties os-
seuses du bassin, et la consolidation de l'os et la guérison
de la plaie se font sans troubles.

Dans ces derniers mois, d'autres tentatives opératoires
ont été faites pour mettre l'utérus à nu.

Wölfler et E. Zuckerkandl (1) rejettent la méthode
sacrée et proposent de faire une incision para-sacrale ;
jetons un rapide regard sur ces méthodes et comparons-
les à celle qui nous occupe.

Nous devons limiter notre jugement à ce que nous
avons vu sur le cadavre, n'ayant pas eu l'occasion d'employer les procédés de ces auteurs sur le vivant. L'un et
l'autre partent de ce principe que la section des ligaments sciatiques suffit pour donner le jour nécessaire ;
l'un fait la section sur le côté gauche, l'autre sur le côté
droit... (suit l'exposé opératoire que nous avons indiqué
précédemment). Nous ne sommes pas du tout convain-
cu des avantages de ce mode d'intervention ; et tout
d'abord, l'hémorrhagie est au moins aussi abondante que
dans l'opération sacrée ; puis nous avons une plaie située
à quelques centimètres de la ligne médiane, de sorte que
si l'on veut amener l'utérus dans la ligne d'incision, on
doit l'incliner latéralement vers l'ouverture de la plaie,
ce qui ne semble pas facile, avec des ligaments peu ou
pas extensibles. Le ligament opposé à la plaie opératoire
est dans tous les cas difficile à lier, parce qu'il est for-
cément très tendu. Ces méthodes sont sans doute plutôt

(1) *Loc. cit.*

applicables à la chirurgie du rectum qu'à celle de l'utérus.

O. Zuckerkandl a essayé une opération par le périnée, qui consiste, la malade étant placée sur le dos, les jambes relevées, à faire une incision entre la commissure postérieure de la vulve et l'anus, se dirigeant en dehors suivant un trajet de 6 centimètres à peu près ; on arrive ainsi facilement dans le creux ischio-rectal. Ouverture du péritoine et ablation de l'utérus après ligature des ligaments. En somme, c'est une opération sans avantage et qui ne peut être faite que sur un utérus dont les ligaments sont très extensibles. Dans les autres cas, il est à peu près impossible d'amener l'utérus dans la plaie créée ; la méthode sacrée est, sans aucune contestation, de beaucoup supérieure. V. Beck ajoute avoir tenté sans succès cette opération sur le cadavre et avoir parfaitement réussi sur le même sujet par la voie sacrée.

De tout ce que nous venons de dire, on peut retenir que : une place très importante est réservée, pour l'extirpation de l'utérus, à la méthode sacrée, surtout si on tient compte des modifications apportées par Hégar. Le devoir d'un opérateur réfléchi est de bien examiner chaque cas et de choisir l'intervention qui convient.

En novembre 1890, Delbet (1) publie dans les *Annales de gynécologie* une revue générale sur la voie sacrococcygienne. Après un exposé rapide de l'état de la question, il donne le résultat de ses recherches personnelles sur le cadavre.

« D'abord, écrit-il, comme il n'est pas toujours aisé de reconnaître, non seulement avant l'incision de la

______

(1) DELBET. *Annales de gynécologie*, nov. 1890.

peau, mais même quand on est plus avancé dans l'opération, la situation des trous sacrés, je vais indiquer quels
sont leurs rapports habituels. Dans la position verticale,
la corne du sacrum est située sur la même ligne horizontale que les épines sciatiques dont on peut reconnaître la situation par le toucher rectal ou vaginal. Le
quatrième trou sacré se trouve juste au niveau de l'angle
que fait le sacrum en commençant brusquement à se
rétrécir. Cet angle peut être facilement senti dans la
plaie. Enfin, de la pointe du coccyx au bord inférieur du
troisième trou sacré, limite des sections permises de
l'os, il y a une distance de 6 centimètres à 6 centimètres
et demi.

Cette distance est mesurée non pas en suivant le
contour de l'os, mais en projection, c'est-à-dire en plaçant les deux pointes d'un compas d'épaisseur, l'une sur
l'extrémité du coccyx et l'autre sur le bord inférieur du
troisième trou sacré postérieur. Pratiquement, lorsque sur
le sujet vivant, ou sur le cadavre pourvu de ses parties
molles, on applique l'une des pointes d'un compas d'épaisseur ou d'une règle d'ajusteur sur la pointe du coccyx,
l'autre pointe, éloignée de 6 centimètres de la première,
se trouve au-dessous du troisième trou sacro-postérieur.

Au point de vue opératoire, ce qui importe le plus c'est
d'avoir du jour, et pour avoir du jour, ce qui est le plus
important, c'est la manière de sectionner l'os. Les résections latérales, qui permettent d'agir sur le rectum, ne
donnent que peu de place quand il faut pénétrer plus
loin dans la cavité péritonéale ; mais elles ont l'avantage
de ne pas ouvrir le canal sacré. Encore, pour éviter l'ou-

verture du lac sacré, faut-il faire l'incision verticale un peu latérale ou, si on la fait médiane, prendre soin de ne pas la poursuivre jusqu'à l'os, car si on allait sur la ligne médiane jusqu'à l'os, on ouvrirait fatalement ce canal qui à ce niveau est dépourvu en arrière de paroi osseuse.

La résection transversale donne beaucoup plus de jour; mais elle ouvre fatalement le canal sacré : cet inconvénient est-il sérieux ?

Bardenheuer ne paraît pas le penser, puisqu'il n'en parle pas dans les dangers de son opération. Kraske, qui, ainsi que je l'ai dit, était déterminé lors de son premier mémoire à réséquer au-dessous du troisième trou sacré, envisageait sans crainte l'ouverture du canal :

« Le sac dure-mérien ne s'étend pas assez bas pour être blessé ; quant à la section du filum terminale, elle serait sans importance. » Et pour démontrer que l'ouverture du canal sacré peut être faite sans inconvénient, il cite un cas de Wolkmann qui a réséqué avec succès une partie considérable du sacrum pour un sarcome myélogène. Il est donc vraisemblable que l'ouverture du canal sacré à ce niveau n'aurait pas grande importance : toutefois nous n'en serons bien sûrs que lorsque les faits seront plus nombreux. Les résections transversales et latérales du début avaient toutes l'inconvénient énorme de détruire les insertions des ligaments sacro-sciatiques et du releveur de l'anus au coccyx.

Il devait en résulter un affaiblissement notable du plancher pelvien, par suite du relâchement du releveur et peut-être des troubles dans la marche et dans la station, par suite de la destruction des principaux ligaments postérieurs du bassin.

A 6 centimètres au-dessus de la pointe du coccyx, 6 centimètres des projections, on fait une incision horizontale longue de 10 centimètres. De chaque extrémité de cette incision, on en fait partir une autre obliquement dirigée en bas et en dedans, qui vient se terminer entre l'anus et le coccyx, mais sans atteindre la ligne médiane. Les deux incisions latérales convergent donc vers le bas, mais sans se rencontrer. Ces deux incisions doivent aller en profondeur jusqu'au grand fessier et pas plus loin. Il est inutile pour le moment d'inciser les fibres musculaires : c'est dans l'incision horizontale qu'il faut travailler. Dans sa partie moyenne, on coupe jusqu'à l'os : de chaque côté on voit les fibres du grand fessier presque exactement parallèles à l'incision. Il suffit de passer entre ses faisceaux charnus pour arriver sur les ligaments sacro-sciatiques. On sectionne alors le ligament sacro-tubérositaire presque perpendiculairement à ses fibres, et le sacro-épineux parallèlement aux siennes ; ce dernier ligament n'est pour ainsi dire pas affaibli par cette section ; quant au premier, au sacro-tubérositaire, il est complètement sectionné si on pousse jusqu'à son bord externe. On peut se dispenser d'aller aussi loin dès le début, quitte à le faire plus tard si la place n'est pas suffisante. Lorsqu'on a fait à droite et à gauche la section des ligaments sciatiques, on a de chaque côté du sacrum une boutonnière transversale au travers de laquelle on peut facilement introduire l'index ou une rugine. Ce doigt ou cet instrument glisse alors sur la face antérieure du sacrum, décollant et repoussant en avant tout ce qu'il rencontre, de manière à dégager l'os sur la face antérieure, au

niveau de l'incision transversale. Cela fait, il reste à sectionner l'os ; on peut le faire soit avec une pince coupante, soit avec une scie à chaîne, soit même avec une scie
ordinaire d'arrière en avant, à la condition de glisser
d'abord devant le sacrum un instrument destiné à arrêter les échappées de la scie vers le bassin.

Le sacrum sectionné se laisse facilement rabattre
d'avant en arrière. Bien que le grand fessier et les ligaments sacro-sciatiques ne soient pas désinsérés des bords
latéraux, on peut écarter les deux surfaces de section de
5 centim. et cela est suffisant dans la majorité des cas.
La brèche ouverte a les dimensions suivantes : dans le
sens vertical, 5 centim. ; dans le sens transversal entre
les deux épines sciatiques revêtues de parties molles, de 8
à 9 centim. Si dans des cas exceptionnels cette large
brèche ne suffisait pas, on pourrait encore l'agrandir dans
le sens vertical, en désinsérant du bord du sacrum le ligament sacro-épineux, ce qui permettrait de renverser l'os
davantage ; dans le sens transversal, en incisant dans la
profondeur et transversalement au-dessus des épines
sciatiques. On pourrait alors pénétrer jusqu'au fond des
échancrures sciatiques, ce qui donnerait un écartement
transverse de 12 centim. environ. Ces deux manières de
faire auraient des inconvénients réels, il ne faudrait donc
y avoir recours que sous la pression de la nécessité.

Le sacrum écarté, on a devant soi le rectum qu'il faut
récliner ; il est généralement plus facile de le récliner à
gauche. Cet intestin mis à l'abri, il faut pénétrer jusqu'au
péritoine à travers les lacis sous-péritonéaux. Il n'y a
à ménager que les nerfs ; en se tenant sur ou près de la

ligne médiane, on ne peut rencontrer d'autres organes importants. Souvent dès que le sacrum est renversé en arrière, on voit immédiatement les branches antérieures des troisièmes paires sacrées ; rien alors n'est plus facile que de les ménager. Mais on ne les voit pas toujours, aussi bien qu'on ne soit pas exposé là à de grands dangers, je pense qu'il vaut mieux ne pas user du bistouri. Il est plus simple et tout aussi commode d'effondrer le fascia avec le doigt, pendant qu'un tampon placé d'avance ou un aide avec un doigt introduit dans le vagin soutient l'utérus ou le cul-de-sac postérieur. On arrive facilement ainsi sur le péritoine qu'on incise avec les précautions habituelles. La boutonnière péritonéale peut être faite soit verticale, soit transversale, suivant ce que l'on prévoit pour la suite de l'intervention. Lorsqu'on a terminé la partie intra-pelvienne de l'opération, on relève le segment inférieur du sacrum, qui pendant tout le temps de l'opération, a conservé la plupart de ses connexions vasculaires, on coapte soigneusement les deux surfaces de section et on suture la plaie.

La suture osseuse devient inutile.

Les ligaments et les autres parties molles suffisent à maintenir l'os en place......... »

Tel est le manuel opératoire conseillé par Delbet. Nous avons tenu à rapporter ici exactement le texte de l'auteur ; la revue générale se termine par quelques considérations sur l'ablation des salpingites par la voie sacrée ; nous n'avons pas à nous y arrêter davantage.

Le travail de Schede (1) est un des plus importants

(1) Schede. *Jahrsberischt d. Hamb. Staatskrankenanstalt*, 1890, Leipzig, 1892.

que nous ayions à examiner. Il donne le résultat de sa pratique, qui porte sur 28 hystérectomies sacrées pour cancer.

Après avoir donné les raisons qui lui font préférer l'ablation totale à toute opération partielle, il expose la difficulté d'une intervention par le vagin, lorsque le cancer est trop étendu, l'impossibilité d'une hystérectomie abdominale; aussi a-t-il été amené à employer la méthode sacrée.

La malade est placée dans le décubitus latéral, le bassin très élevé et les cuisses fortement fléchies sur le ventre. Il fait une incision longitudinale médiane qui commence à 3 centim. du bord anal. Il libère le coccyx et une petite partie du sacrum, il fait une résection portant au-dessus de la dernière sacrée et cela avec une pince coupante. L'auteur invite à ne pas enlever trop de sacrum à cause de la blessure possible des nerfs sacrés et de l'incontinence d'urine consécutive. On peut facilement faire l'hémostase, à cause de la bonne position dans laquelle se trouve placée la malade; puis on écarte les tissus sur le côté droit du rectum récliné à gauche avec un crochet mousse. On introduit une éponge montée dans le vagin que l'on fait saillir dans la plaie afin de sectionner obliquement sur l'éponge.

Les deux lèvres de l'incision du vagin sont saisies avec des pinces de Museux et le col est séparé de ses attaches, en y comprenant une partie plus ou moins considérable du vagin suivant l'étendue des lésions. Schede extirpe l'utérus comme dans la méthode vaginale. Pour éviter l'infection du péritoine, il entoure autant que possible le col carcinomateux avec de la gaze iodoformée. Après avoir enlevé l'utérus, il fait une suture minutieuse du péritoine et de la plaie vaginale. La plaie sacrée est remplie de gaze et la peau réunie incomplètement par des sutures à la soie.

Suivent 28 observations donnant des détails sur les malades et les suites opératoires, dont le résumé peut être fait ainsi :

8 malades moururent des suites opératoires ;

3 sont mortes de récidives ou d'opérations consécutives ;

Chez 3 malades le cancer a récidivé ;

Des 14 malades qui restent : 3 ont été opérées depuis moins de trois mois et 8 sont bien portantes depuis l'opé-ration (six à vingt mois).

Parmi ces cas de cancers, certains étaient inopérables par la voie vaginale, d'autres, au contraire, auraient pu être enlevés par cette voie. L'auteur a adopté la méthode sacrée parce qu'elle peut amener la guérison dans les cas avancés, et que, d'autre part, l'ablation est plus radicale. Seulement, la guérison ne peut être obtenue qu'au bout de six semaines au moins.

Müller (1) publie trois observations de malades opérées dans sa clinique.

1er CAS. — Malade de 42 ans, atteinte de cancer du col ; l'utérus est encore mobile. Pendant l'opération on ouvre la vessie, d'où fistule vésico-vaginale qui guérit spontanément.

2e CAS. — Malade de 41 ans, cancer du col surtout étendu à gauche.

3e CAS. — Cancer du col ayant envahi le vagin.

(1) *Corresp. Blatt. für Schweizer Aerzte*, 15 janvier 1891.

Dans les deux premiers cas, on enleva le coccyx et 2 centim. environ du sacrum. Dans le troisième, le coccyx seul a été enlevé.

Les 3 malades guérirent.

L'auteur, après avoir montré avec quelle rapidité on peut enlever la partie osseuse et mettre à nu le rectum, conseille de ne faire que l'extirpation du coccyx, qui donne assez de jour.

La guérison arrivera d'autant plus vite qu'on aura suturé avec plus de soin la plaie sacrée.

Enfin la méthode sacrée offre d'importants avantages en ce que l'opération se fait sous les yeux et qu'on peut ainsi faire une extirpation plus parfaite ; que l'hémostase est plus sûre, la cavité péritonéale complètement fermée. Aussi l'auteur propose-t-il de réserver la méthode vaginale pour les cas de cancer très limité, traitant les autres par l'opération sacrée.

Czerny (1) publie 3 cas d'ablation d'utérus cancéreux par la voie sacrée, l'hystérectomie vaginale n'étant plus possible.

A. — Utérus fixé en rétroversion, cancer étendu au ligament large. Dans le cours de l'opération, on enlève un ovaire cancéreux ; la malade guérit, mais meurt peu après de récidive.

B. — Cancer du col ayant envahi le vagin. Guérison.

C. — Cancer du col et du ligament large gauche. Fistule uréthrale. Guérison.

Czerny opère de la façon suivante :

Désinfection. Section de la voûte vaginale afin de

____
(1) *Beit. z. klin. Chir.* Tübingen, 1871.

s'orienter dans l'opération et d'enlever plus facilement l'utérus.

La malade est couchée sur le côté droit. Section parasacrée à droite ou à gauche et connexe en dedans. On enlève le coccyx, la cinquième et une partie de la quatrième sacrée; il vaut mieux enlever l'os que faire une résection temporaire qui complique la guérison. On bourre le vagin et le rectum d'éponges. Ouverture du péritoine. On attire l'utérus et on fait des ligatures en masse des ligaments larges. On peut même séparer la vessie et les uretères de la tumeur, sous le contrôle de la vue.

Double ligature des artères utérines avant la section. Fermeture de la plaie péritonéale au catgut. On peut faire tout cela avec le contrôle de la vue, mais l'opération dure longtemps, elle n'est pas sans gravité et la guérison se fait longtemps attendre. La méthode sacrée est indiquée quand le vagin est étroit, quand la lésion cancéreuse est compliquée de tumeur de l'utérus ou de lésions des annexes. Il faut avoir grand soin de ménager le troisième trou sacré, sans quoi il y a paralysie de la vessie.

Kni (1) communique 3 cas de cancer de l'utérus opérés par la méthode sacrée ; il s'agit de néoplasmes ayant envahi le vagin et très étendus.

Son manuel opératoire est le même que celui de Hochenegg ; l'os est remis en place.

La première de ses malades est morte de septicémie, la seconde a eu une récidive rapide et est morte deux mois après l'opération, la troisième a guéri.

(1) *Medical Oborg,* 1891.

V.   3

Dans les *Annales de gynécologie*, Hartmann publie deux observations de malades opérées par le professeur Terrier (1).

« I. — Femme de 52 ans, atteinte de cancer du corps de l'utérus, opérée le 19 novembre 1890.

La malade est couchée sur le côté droit, on fait une incision de 15 à 16 centim., parallèle au bord gauche du sacrum et du coccyx, à 2 centim. environ et en avant de ces bords. Désinsertion des fibres du grand fessier au sacrum, puis au coccyx et section complète dans toute l'épaisseur du grand fessier.

A ce moment, le plan sous-jacent s'effondre en quelque sorte du côté de l'abdomen, sous le poids des viscères, agissant sur la paroi abdominale antérieure.

On fait repousser par l'aide la paroi abdominale et les viscères du côté de la plaie lombaire. Après incision au fond de la plaie de quelques faisceaux musculaires, on arrive jusqu'au péritoine qui est masqué par de la graisse et des tractus cellulo-fibreux. Avant d'aller plus loin, et pour se donner du jour, on résèque avec une pince coupante toute la partie latérale gauche du sacrum, bien au-dessous du troisième trou sacré. Comme on ne distingue rien bien nettement, un aide introduit son doigt dans le vagin, de façon à le bien reconnaître au fond de la plaie et à déterminer la situation de l'utérus. Grâce à ce procédé, il est assez facile de s'orienter et de reconnaître la situation du rectum, du vagin et de l'utérus.

On éprouve toutefois quelques difficultés à atteindre et à ouvrir le péritoine en avant de l'intestin rectum. Cette ouverture faite, on attire l'utérus; mais on ne peut encore l'amener au dehors, l'espace étant insuffisant. Il fallut donc encore réséquer avec la pince coupante un peu du sacrum et le coccyx en totalité. Ceci fait, l'utérus put sortir avec l'ovaire et la trompe gauche. Deux fils en anses, de grosse soie, sont alors placés avec une aiguille courbe sur le ligament large gauche et

____

(1) Terrier et Hartmann. *Annales de gyn.*, août 1891, Paris.

l'on sectionne les parties entre l'utérus et ces ligatures. Cela permet d'attirer l'utérus plus au dehors et de faire la même manœuvre du côté droit.

Toutefois, de ce côté les ligatures furent placées plus près de l'utérus, entre lui et l'ovaire qu'on ne voit pas. On sectionne des deux côtés peu à peu et on arrive ainsi à libérer l'organe jusqu'aux insertions vaginales. On coupe alors celui-ci avec des ciseaux à branches mousses et à mesure on saisit les bords de la paroi sectionnée avec des pinces à pression. Dès que la section du vagin est terminée, une éponge montée est placée dans ce conduit (de grosses éponges placées sur l'utérus abritaient antérieurement le péritoine). Nouvelle hémostase des ligaments larges qui saignent au point où le vagin s'y insère; des fils de soie sont passés à travers eux avec l'aiguille de Reverdin, de façon à obtenir une hémostase complète. Ces diverses manœuvres sont faites avec une grande précision, on voit fort bien ce que l'on fait.

On obture le vagin par une série de ligatures en anses faites au fil de soie de moyen calibre. La pince qui tenait l'éponge fut enlevée à ce moment et l'éponge abandonnée dans le vagin, dont on ne la retira qu'après l'opération.

Après toilette péritonéale soignée, on suture le péritoine que l'on avait ouvert en avant et à gauche du rectum. Trois fils de soie furent ainsi passés dans ce but. Après avoir abstergé avec une solution antiseptique la plaie extrapéritonéale, on place à sa partie moyenne un drain assez gros. Un autre drain est placé dans le haut de la plaie.

Suture de la peau au crin de Florence avec des points profonds et des points superficiels. Pansement avec la gaze iodoformée et l'ouate stérilisée. L'opération a duré un peu plus d'une heure ».

Telle est, exactement et complètement rapportée, la première opération faite par le professeur Terrier.

La malade guérit et quitta le service en très bon état.

II. — Malade de 52 ans, col de l'utérus complètement détruit. Le fond du vagin ne se laisse plus déplisser. L'utérus, très douloureux au ballottement, mesure encore 10 centimètres et demi. Douleurs spontanées violentes.

Opération par M. Terrier le 1ᵉʳ février 1891.

Manuel opératoire comme dans le cas I. Difficulté très grande pour ouvrir le péritoine, le cul-de-sac recto-vaginal étant envahi par la néoformation. Impossibilité d'attirer l'utérus au dehors, adhérent par son col et immobilisé par les annexes enflammées et fixées aux parois du bassin. On finit cependant par saisir le fond de l'organe avec deux pinces de Richelot : dès lors on fut maître de la situation. Ligature des ligaments larges. Ablation de l'utérus; on enlève ensuite les annexes adhérentes au bassin.

A droite, dans le ligament large, existait un peu d'infiltration épithéliale qui fut grattée avec une curette tranchante. Toilette du péritoine avec des éponges. Fermeture du vagin et du péritoine. Suture des parties molles. Drainage. Pansement.

L'opération a duré deux heures, dix minutes.

La malade meurt le 10 février, à 10 heures du matin.

A l'autopsie, on trouve le péritoine du petit bassin couvert de pus concret. « L'uretère gauche, à une distance de 4 centimètres au-dessus de son abouchement intra-vésical, est fermé d'une manière absolue par une ligature à la soie fine qui l'étrangle. Immédiatement au-dessus de cette ligature, il forme un coude, comme s'il avait été attiré en haut et en dedans avec une pince, et au niveau de ce coude il est étreint par une double ligature en chaîne à la soie grosse qui diminue notablement son calibre, sans cependant l'oblitérer d'une manière absolue. »

Dans ce cas, fait ensuite remarquer Hartmann, étant donnée la nécessité d'une intervention chirurgicale, la voie sacrée était seule indiquée, et si l'opération fut longue et difficile, c'est que le chirurgien était aux prises avec des difficultés multiples et exceptionnelles.

Suit un tableau dans lequel l'auteur nous donne 23 cas d'hystérectomies sacrées faites par différents chirurgiens, pour cancer, avec 16 guérisons et 7 morts.

Dans une seconde publication faite dans le même ouvrage, MM. Terrier et Hartmann donnent leurs appréciations sur « les difficultés et accidents de l'hystérectomie sacrée, ses complications, ses résultats ».

Et tout d'abord, elle est bien loin de donner les facilités dont parlent quelques auteurs, qui ont opéré ou vu opérer sur le cadavre.

L'ablation de la partie osseuse est par elle-même une intervention importante. Les hémorrhagies sont parfois assez fortes. Le péritoine est souvent difficile à ouvrir : n'a-t-on pas ouvert le rectum, l'intestin grêle, croyant sectionner le cul-de-sac de Douglas ? La vessie a été déchirée, on a coupé dans plusieurs cas un des uretères. Enfin l'utérus, même entièrement libéré, est parfois difficile à extraire.

On a observé de la cellulite pelvienne consécutive aux opérations, de la pelvipéritonite suppurée, des fistules urinaires et stercorales, de la phlegmatia, la nécrose d'une partie de l'os réappliqué.

Après avoir résumé les différents procédés d'hystérectomie sacrée, les auteurs en arrivent à la description suivante que je reproduis textuellement :

« Le cas échéant, disent-ils, nous nous déciderions probablement à pratiquer l'opération suivante à laquelle nous avons eu du reste recours pour aborder une fistule recto-vaginale. Par une longue incision parallèle aux bords du sacrum, allant de l'épine iliaque postéro-inférieure jusqu'au delà du coccyx, nous mettons à nu le bord du sacrum, sectionnant aux voisinages de leurs insertions le grand fessier, puis le plan fibreux constitué par la juxtaposition des ligaments sacro-sciatiques, grand et petit, absolument confondus à ce niveau.

Lorsque le bord du sacrum est ainsi mis à nu, il est extrêmement facile de savoir la situation des trous sacrés. La vue et le toucher permettent immédiatement de constater que le bord n'a pas une direction régulièrement oblique en haut et en dehors, mais que, d'abord très oblique en dehors au voisinage du coccyx, il prend un peu plus haut une direction se rapprochant beaucoup plus de la verticale. Le coude ou l'angle à sommet externe qui en résulte est presque toujours facilement reconnaissable au fond de la plaie, une fois les ligaments sacro-sciatiques désinsérés. Il est situé un peu au-dessous du quatrième trou sacré.

Plaçant alors un ciseau de Mac Even perpendiculairement au bord de ce sacrum, nous en faisons la section entre le troisième et le quatrième trou sacré, et, à l'exemple de Roux, nous le rabattons vers la fesse opposée.

La porte est alors largement ouverte, un aide introduisant le doigt dans le rectum indique la situation de cet intestin ; avec un autre doigt il permet de reconnaître le cul-de-sac vaginal postérieur, il devient alors facile d'aborder le cul-de-sac péritonéal, de l'ouvrir et d'extraire l'utérus.

Nous croyons utile de placer quelques points de suture sur la boutonnière faite au péritoine, sans cependant chercher comme Hégar à faire une suture hermétique.

Puis réappliquant aussitôt ce volet cutané, relevé au cours de l'opération, nous nous contentons de suturer, par des sortes de capitons à la soie, le grand fessier et les plans fibreux sectionnés au tissu fibreux si riche de la face postérieure du sacrum. Un très gros drain et une suture cutanée avec des crins, les uns superficiels, les autres profonds, terminent l'opération. Tamponnement iodoformé du vagin que l'on aura, en même temps que le péritoine, fermé avec quelques points de capitons.

Conclusions.

Telle qu'elle est, l'hystérectomie sacrée ne peut être mise en parallèle avec l'hystérectomie vaginale : c'est sans conteste une opération plus difficile, plus longue et plus grave. Elle mérite cependant d'être conservée, parce qu'elle peut s'appliquer à des cas inopérables par les autres voies.

Elle a permis à Gersuny, à Hochenegg, à Czerny d'enlever, avec l'utérus, des noyaux situés dans son voisinage et d'étendre ainsi le champ des interventions.

Il n'est pas toutefois prouvé que les opérations aient été d'une grande utilité pour les malades. La rapidité de la récidive calmera peut-être bien des enthousiasmes. L'hystérectomie par la voie sacrée est toutefois sans conteste indiquée, dans les cas de cancers volumineux et adhérents, surtout lorsque, ce qui n'est pas très rare chez ces malades, le vagin est rétréci et scléreux. »

Casati (1) lit à la Société médicale de Bologne l'observation d'un cas de cancer de l'utérus opéré par le profes-

(1) CASATI. *Racoglitore medico*, vól. XI, p. 13, 1891.

seur Novaro. Suivant l'auteur, c'est la première fois que l'ablation de l'utérus par la voie sacrée est pratiquée en Italie.

Il s'agit d'une femme âgée de 40 ans atteinte de cancer du col compliqué de salpingite. Opération par la voie sacrée faite par le professeur Novaro, le 1er avril au matin. Incision de 12 centim. sur la région sacrée commençant au-dessous du coccyx et se prolongeant en haut sur la ligne médiane jusqu'au-dessous du troisième trou sacré. Le coccyx est isolé et enlevé, le sacrum réséqué dans sa portion gauche suivant une ligne oblique, à une hauteur de 3 centim. L'ablation de l'os est régularisée et une compression momentanée arrête l'hémorrhagie. Le rectum est isolé à gauche et on arrive ainsi sur le tissu sous-péritonéal qui est sectionné ainsi que le péritoine lui-même. On peut alors palper l'utérus peu mobile et adhérant par son fond à une tumeur latérale piriforme, d'où impossibilité d'en saisir le fond avec une pince de Museux. L'incision du péritoine est faite plus largement. L'index gauche introduit dans le vagin permet d'ouvrir celui-ci sur une longueur de 2 centim. environ; on peut alors saisir le col de l'utérus avec une pince à traction et l'attirer vers la plaie. Puis, réclinant fortement le rectum à gauche, on peut, avec des ciseaux, isoler l'utérus d'arrière en avant en disséquant le ligament large gauche jusqu'à ce que l'artère utérine découverte soit liée. La partie supérieure du ligament correspondant est liée au catgut. La tumeur piriforme qui siège du côté gauche de l'utérus est formée par une trompe remplie de liquide. La corne gauche de l'utérus est alors saisie avec une pince de Museux et l'organe, dans sa totalité, porté en bas et en arrière. On décolle le péritoine vésico-utérin qui est ramené sur la vessie, le vagin est coupé avec des ciseaux, et le ligament large qui reste, lié au catgut et sectionné. A droite comme à gauche la trompe est distendue par du liquide séreux. Suture du vagin par des points de Lembert et fermeture du péritoine par le même procédé. La plaie est bourrée de gaze iodoformée et suturée sur les trois quarts de son étendue.

Au moment de cette publication, la malade est au vingt-quatrième jour de son opération et en parfait état.

L'auteur dit qu'il est heureux d'ajouter le succès du professeur Novaro à ceux de V. Beck, Schede et Terrier.

A la Société de médecins et pharmaciens de Berne, Dick (1) fait la communication suivante :

Engagé par les trois cas opérés et guéris par le professeur Müller, l'auteur a voulu faire la même opération dans un cas de carcinome commençant de l'utérus, les annexes étant complètement libres. Il fit son opération en juillet 1891.

Après avoir passé en revue les moyens employés contre le cancer de l'utérus, il arrive à la description de la méthode sacrée.

Il est facile de pénétrer dans le petit bassin, la malade étant couchée sur le côté gauche, le coccyx élevé, en enlevant le coccyx et l'aile droite de la partie inférieure de la colonne sacrée. L'ouverture de l'espace de Douglas n'offre aucune difficulté et si on a choisi le côté gauche,

(1) DICK. *Correspond. Blatt. fur Schweiz. Aerzte*, 15 janvier 1892.

on ne rencontre pas d'intestins, parce que ceux-ci tombent en avant et en bas. Il est facile de tirer en arrière l'utérus et ses annexes et de les enlever sous le contrôle de l'œil. L'extirpation par le vagin est, sous ce rapport, bien diffé· rente, puisqu'on opère sansvo ir et dans un champ absolument limité ; le plus souvent l'hémostase n'est pas facile à faire.

L'ouverture vaginale est suturée et le péritoine est fermé au catgut. La peau est réunie à la soie après drainage.

La réunion par première intention ne se produisit que dans les deux tiers de la plaie ; il y eut de la suppuration. Cela s'explique par ce fait que, chez les sujets maigres, il reste une cavité béante dont les parois n'ont aucune tendance à s'accoler. La malade a eu de la fièvre pendant quelques jours et guérit complètement en six semaines. Depuis trois mois, la guérison se maintient sans récidive.

Dans le numéro du 22 novembre de la *Presse médicale belge*, Crocq fils (1) relate une observation de cancer utérin opéré d'après la méthode de Kraske.

Quelques mots sur les antécédents de la malade.

Femme de 60 ans, examinée par M. Warnots ; celui-ci constata que le col était dur, bosselé ; il diagnostiqua un carcinome utérin et résolut de pratiquer l'hystérectomie par la méthode de Kraske. L'opération eut lieu le 8 septembre.

La malade étant couchée sur le côté droit, une large incision est faite depuis l'épine iliaque postérieure gauche jusqu'à l'ischion du côté droit, en passant au-dessus et en arrière de

(1) Cnocq fils. *Presse médicale belge*, n° 47, p. 740, 1891.

l'anus, les parties molles sont disséquées et, au moyen de la rugine, on détache les insertions musculaires, puis on énuclée le coccyx et on fait la résection du sacrum au niveau du quatrième trou sacré. Le rectum est isolé et refoulé à droite.

Le péritoine est incisé sur une étendue de 8 centim. environ : aussitôt on aperçoit l'utérus que l'on attire au dehors, mais le col est d'une telle friabilité que bientôt il se déchire et se sépare du fond ; on l'enlève morceau par morceau. On constate alors que l'infiltration carcinomateuse s'étend à la vessie et au rectum qui sont fortement adhérents au col de la matrice. Le péritoine est suturé.

La cavité est tamponnée à la gaze iodoformée, la peau est réunie et on applique un pansement antiseptique. La malade meurt de cachexie onze jours après l'opération.

L'opération de Kraske constitue une méthode très facile non seulement pour enlever la tumeur du rectum, mais encore celles qui ont pour siège l'utérus et ses annexes.

Voici ce que dit M. Warnots dans une note qu'il publia sur ce sujet en 1890 : « J'ai institué des expériences sur le cadavre concernant les applications de la méthode de Kraske dans la gynécologie, et je dois à la vérité de déclarer que rien n'est plus simple, après avoir largement ouvert le cul-de-sac recto-vaginal du péritoine, que d'attirer à soi les ligaments larges et la matrice dont on se rend ainsi complètement maitre. »

Le 10 juin 1892, à la Société médicale de Vienne, Hochenegg (1) fait une communication intéressante ; je la reproduis à peu près complètement.

Je dois rappeler que les résultats surprenants fournis par l'ablation du rectum par la voie sacrée m'avaient con-

(1) HOCHENEGG. *Wiener medical Presse*, 1852, p. 983.

duit à suivre la même voie pour les interventions sur les organes génitaux internes de la femme. J'espérais surtout enlever radicalement les cancers de l'utérus qui, soit à cause de leur étendue, soit à cause de l'étroitesse du vagin, rendaient impossible l'hystérectomie vaginale. De plus, par ce moyen opératoire, l'hémostase me semblait devoir être plus facile, le drainage plus parfait, la blessure des uretères presque sûrement évitée. Quelques semaines après ma première communication, Herzfeld avait proposé la même opération et donné plus de détails anatomiques que je ne l'avais fait.

Toutefois, l'opération telle que je la proposais n'a pas été très bien accueillie et cela à cause de sa difficulté, disait-on, et de l'hémorrhagie qui accompagnait l'intervention. La véritable raison est que les gynécologistes sont peu habitués au maniement des instruments à os et que l'ablation d'une portion du sacrum les effrayait. Enfin on est habitué, quand l'utérus cancéreux n'est pas enlevable par le vagin, à se contenter d'opérations palliatives, sans chercher un autre mode d'intervention. Cependant l'opération que nous proposons n'est pas dangereuse, puisque sur 17 opérées que nous avons suivies, 3 seulement sont mortes et encore 2 de ces décès n'ont pas été causés par l'opération. Enfin c'est une intervention encore neuve pour laquelle chaque cas offre des études spéciales à faire, et si elle a été pratiquée si rarement, la cause doit en être cherchée ailleurs.

Moi-même, je me suis rendu compte que le procédé n'était pas parfait, que souvent on n'a pas assez d'espace avec la méthode sacrée typique pour atteindre suffisam-

ment les annexes de l'utérus malade, que le cul-de-sac
de Douglas est souvent difficile à ouvrir et que parfois il
n'est pas possible de bien voir le vagin pour le séparer
de l'utérus. Pour éviter ces mécomptes, je suis arrivé à
faire l'opération suivante, qui paraît correspondre à toutes
les exigences et se montre pratique sous tous les rapports.

La section de la peau commence exactement sur la
ligne médiane, à un centimètre au-dessus de l'articulation sacro-coccygienne, descend jusqu'à l'anus, contourne
celui-ci à gauche et se termine au périnée sur la ligne
médiane. Dans les parties supérieures, on divise en même
temps toutes les couches jusqu'à l'os et en bas jusqu'au
tissu cellulaire lâche péri-anal. Au périnée, on ne divise
que la peau, on fait l'énucléation du coccyx et on isole
le rectum sur le côté gauche, ce qui se fait facilement
grâce au tissu cellulaire lâche. De cette manière on arrive
sur la paroi postérieure du vagin, dont la partie gauche
est facilement isolée. On introduit maintenant une ·
branche de larges ciseaux dans le vagin et on le fend dans
toute son étendue ou bien jusqu'à l'épithélioma. Il est
surprenant comme on voit bien après avoir fait cette
ouverture. On n'a besoin que de mettre un crochet dans
la paroi vaginale et de la faire récliner à droite avec le ·
rectum. Le reste est facile à concevoir. Dans l'angle
supérieur de la plaie, il est aisé d'ouvrir le cul-de-sac de
Douglas, de séparer les adhérences possibles de l'utérus
au rectum, tandis que dans les autres méthodes cette
partie de l'opération était la plus difficile. L'ouverture
du péritoine devient ainsi très facile, sans danger pour

l'intestin ; elle peut être faite aussi considérable que l'on désire.

On voit ainsi toute la partie postérieure de l'appareil génital de la femme, on peut commodément et très sûrement enlever la partie du vagin autour de l'utérus, détacher la vessie, voir les uretères, lier les vaisseaux, sectionner les adhérences et enlever la portion que l'on désire de la paroi vaginale.

Tout ceci se fait sous le contrôle de la vue, l'hémorrhagie est minime, la plaie suffisamment grande pour enlever l'utérus en même temps que les ovaires.

Après l'extirpation des parties malades on ferme le péritoine et le vagin par des sutures. La plaie cutanée incomplètement fermée est drainée à la gaze iodoformée.

Pour ce qui est des soins consécutifs, je rappellerai que j'étais d'avis, dans ma première publication, que les résultats favorables de l'extirpation du rectum par la méthode sacrée étaient surtout obtenus grâce à un bon drainage de la plaie et je conseillais de mettre les malades après l'opération dans la position presque assise, afin que le coccyx occupât le point le plus bas. Je renonçai à cette position après avoir perdu une malade, opérée d'un cancer de l'utérus, parce que l'intestin vint s'étrangler dans la plaie. Dans un autre cas, j'observai de l'obstruation intestinale qui céda dès que je fis coucher la malade le bassin élevé. Depuis lors, je fais coucher toutes mes malades horizontalement, parfois avec le bassin un peu surélevé et je n'ai plus observé de complications dangereuses.

En somme, le grand avantage de la méthode que je propose consiste en ce que l'opérateur combine pour ainsi dire la méthode sacrée et la méthode vaginale ; la section osseuse est très minime et l'hémorrhagie insignifiante. Autrefois je pensais que la méthode sacrée ne devait être réservée qu'aux cas où la méthode vaginale était impraticable. Mais aujourd'hui je conseille la voie sacrée pour tous les carcinomes de l'utérus et parce que j'ai fréquemment trouvé chez les opérées des ganglions cancéreux qui auraient passé inaperçus dans toute autre opération. Si, en effet, on acceptait cette intervention pour tous les cas de cancers, on ferait véritablement quelque chose de très analogue à l'opération du cancer du sein, suivie du curage de l'aisselle.

Herzfeld (1) fait une longue publication le 14 janvier 1893. Après quelques mots sur son premier travail, sur ce qui a été fait jusqu'à ce jour, l'auteur dit qu'il a été forcé de garder le silence n'ayant expérimenté que sur le cadavre. Il est aujourd'hui en mesure de nous donner tous les détails de sa méthode qui, sur bien des points, se sépare de la méthode de Hochenegg, et trois malades opérées par lui seront successivement exposées. « La simplicité du procédé, dit-il, et les suites favorables m'encouragent maintenant à sortir de la réserve et je veux aussi décrire tout le manuel opératoire et aussi joindre une critique de tous les autres procédés. »

La malade est placée dans la position latérale gauche de Sims ; on fait une incision partant de l'épine iliaque postéro-inférieure et faisant un arc légèrement incurvé

____

(1) *Centralblatt für Gynæc.*, 1893, n° 2.

vers la gauche pour arriver à la crête sacrée et se terminer dans la rainure anale à un centimètre de l'anus. On met ainsi à nu le coccyx et les deux dernières vertèbres sacrées. Il est facile, avec des crochets, d'écarter les lèvres de la plaie et de se faire du jour. On saisit la pointe du coccyx que l'on attire afin de sectionner plus facilement les ligaments tendus. Je crois encore que la résection du coccyx suffit dans bien des cas et que, en raison de la commodité, on peut sectionner facilement la partie inférieure de la dernière vertèbre sacrée ; on se trouve ainsi au-dessous du dernier trou sacré, mais en tout cas une résection du sacrum plus considérable, nécessaire pour l'ablation du rectum, et faite jusqu'ici également pour les extirpations de l'utérus, est absolument inutile et superflue.

On fend sur une sonde cannelée les fascias sous-péritonéaux dans toute l'étendue de l'incision ; quelques artérioles qui saignent sont liées et on voit alors le bord droit du rectum.

C'est bien avec intention que je dis le bord droit parce que toute la largeur de la portion inférieure du rectum se trouve à gauche, en dehors du champ opératoire. La différence entre ma méthode et les opérations sacrées faites jusqu'ici réside essentiellement en ceci : que je limite la résection osseuse ; que je vais sur le bord droit du rectum et que pendant toute l'opération l'intestin se trouve en dehors du champ opératoire. Le vagin est dans sa totalité poussé vers la plaie, on le sépare facilement du rectum. Si, comme Hochenegg le fait, on pénètre sur le côté gauche du rectum, on doit repousser celui-ci à droite et on a ainsi une espèce d'arc formé par le rectum qui entoure tout le champ opératoire. L'intestin est alors constamment sous le couteau et on comprend comment on a pu très facilement l'ouvrir.

Le cul-de-sac vaginal étant poussé dans la plaie, on fait aisément l'ouverture du péritoine et l'incision est agrandie avec des ciseaux en se dirigeant vers la droite. Par cette ouverture, le doigt recourbé en crochet est introduit et l'utérus est basculé en arrière de façon à ce que la face antérieure regarde directement en haut ; on aperçoit alors les trompes avec leur pavillon, les ovaires, les deux surfaces des ligaments larges. On voit le péritoine qui passe de l'utérus sur la vessie, on voit encore les ligaments ronds, les flexuosités des artères utérines, on sent nettement les uretères.

Hochenegg et d'autres se sont plaints qu'il était très difficile de trouver le péritoine en arrière et qu'on perdait beaucoup de temps dans sa recherche. Dans ces derniers temps, Muller et Hochenegg ont ouvert la paroi postérieure du vagin et ont cherché à extirper ainsi l'utérus ; ils se sont privés de tous les avantages de la méthode sacrée et ont fait une extirpation totale essentiellement vaginale avec ouverture sanglante du vagin et résection osseuse. Pourquoi donc ai-je pu ouvrir si facilement la cavité de Douglas, contrairement à ce qui arrive aux autres opérateurs ?

Cela vient de ce que, si l'on va sur le côté gauche du rectum, et que l'on attire celui-ci à droite, on arrive sur un point bien au-dessous de la cavité de Douglas et par suite de la situation de la malade et de la pression atmosphérique, le péritoine tombe en avant et est difficile à ouvrir. Si, au contraire, on pénètre sur le côté droit du rectum étant guidé par un doigt introduit dans le vagin, on ne peut pas manquer le cul-de-sac de Douglas. Dans nos dernières opérations, nous n'avons mis que dix minutes depuis le commencement jusqu'à l'ouverture du péritoine.

Quand l'utérus est ainsi devant nous avec ses annexes nous procédons à la ligature des ligaments. Ceux-ci, lorsqu'ils sont mobiles, peuvent être liés tout à fait en dehors et enlevés complètement ; s'ils sont fixés par des adhérences, on peut les détacher avec ménagements sous le contrôle de l'œil. On fait de chaque côté trois ligatures à la soie de façon que la dernière soit aussi basse que possible et on sectionne. C'est le moment de se rendre compte s'il y a des ganglions, des noyaux cancéreux afin de les enlever.

Le repli vésico-utérin sectionné, on sépare aisément l'utérus de la vessie. On fait ensuite une suture du péritoine suivant le plan frontal, et ainsi la cavité péritonéale est complètement fermée avant que l'opération soit arrivée sur la lésion cancéreuse. A partir de ce moment, nous n'avons plus à nous occuper de la cavité péritonéale, elle n'est pas restée ouverte plus de cinq minutes.

On peut alors lier isolément, entre des pinces, les artères utérines et le plexus veineux voisins. Il est bon de se rendre compte de la situation des uretères ; si, comme nous l'avons décrit, on a eu soin de bien séparer la vessie de l'utérus, l'uretère ne se trouve plus dans le champ opératoire. Il peut toutefois être fixé par des adhérences dans le voisinage du col. Dans toutes nos opérations, nous avons très bien senti l'uretère, on peut d'ailleurs le mettre à nu, dès lors on est tranquille et on sait ce que l'on fait.

Le cul-de-sac vaginal est ouvert aux ciseaux, l'utérus est libéré et enlevé. On suture avec quelques points de Lembert l'ouverture du vagin ainsi faite. Les parties molles sont fermées par des sutures profondes et superficielles.

Suit l'examen détaillé des trois malades opérées par Herzfeld, que nous résumons :

1° Femme de 40 ans. Cancer du col ayant envahi le vagin. Opération sans le moindre incident. Durée, 1 heure 15. Guérison.

2° Femme de 57 ans. Cancer du corps. Opération facile qui dure 40 minutes seulement. Guérison.

3° Femme de 32 ans. Cancer du col s'étendant aux culs-de-sac; opération habituelle avec une certaine difficulté pour lier les ligaments. Durée de l'opération, 1 heure. Guérison.

L'extirpation vaginale, quand elle est possible, reste encore l'opération la plus rationnelle. Je me trouve en cela en opposition avec Hochenegg, qui opère tous les cas d'après sa méthode. Mais quand il s'agit d'un utérus atteint d'un cancer du corps, d'un cancer du col étendu au vagin, la voie sacrée est absolument indiquée et bien des utérus cancéreux considérés jusqu'à ce jour comme inopérables, pourraient être enlevés d'après notre méthode opératoire.

Le 4 avril 1893, F. Westermark (1) fait une commu-

(1) F. WESTERMARK. *Hygiea*, juillet 1893, n° 7, p. 83, Stockholm.

nication à la Société médicale de Suède sur l'extirpation de l'utérus par la voie sacrée en cas de cancer de cet organe.

Après quelques mots sur l'emploi de la méthode en Suède, l'auteur expose l'impossibilité d'opérer par le vagin à cause de son étroitesse chez certaines vierges et chez des femmes âgées ; enfin, lorsque le vagin lui-même est envahi par le néoplasme ou que l'utérus se trouve fixé. Westermark considère comme un grand progrès dans le domaine de la chirurgie, la méthode sacrée pratiquée la première fois en gynécologie par Hochenegg. Il passe ensuite en revue les différentes modifications apportées à la méthode et préfère le manuel opératoire de Hochenegg. Toutefois, il a cru devoir passer à droite du rectum. Westermark rend compte de trois opérations faites par lui avec les suites les plus heureuses et, en comparant ces cas à ceux antérieurement publiés, il croit pouvoir tirer les conclusions suivantes : 1° La voie vaginale doit toujours être préférée pour enlever l'utérus en cas de cancer de cet organe, chaque fois que cela est possible ; c'est ainsi que l'on doit agir par le vagin quand le néoplasme reste limité à l'utérus et quand celui-ci est assez mobile pour pouvoir être attiré en bas. On ne doit faire d'exception à cette règle que lorsque le vagin est trop étroit ; 2° La voie sacrée doit être adoptée dans tous les autres cas où il y a encore possibilité d'opérer dans des tissus non envahis par le cancer.

Un des cas opérés par l'auteur était surtout remarquable en ce qu'il avait nécessité l'extirpation d'une partie de la vessie ; la malade guérit parfaitement.

Suit une longue discussion intéressante seulement
par la communication de Josephson sur deux cas de
cancer de l'utérus opérés par la voie sacrée suivant la
méthode de Herzfeld.

Les difficultés opératoires furent, au dire de l'auteur,
considérables.

Dans un premier cas, il s'agit d'une femme de 53 ans
atteinte de cancer du col étendu au vagin. L'opération,
des plus laborieuses, a duré quatre heures et demie. La
malade guérit.

L'autre femme opérée par Josephson était âgée de
58 ans et atteinte de cancer du corps; l'opération dura
trois heures. Josephson ne semble pas enchanté du
procédé opératoire.

Au vingt-deuxième Congrès des chirurgiens allemands,
tenu à Berlin du 12 au 15 avril 1893, Czerny (1) fait une
communication importante (2).

La communication de Czerny sur la voie sacrée en
chirurgie est certainement la plus importante de ce
congrès.

Lorsqu'au dernier congrès, Olshausen prétendit que
l'hystérectomie vaginale devait être la méthode par
excellence pour l'ablation de l'utérus cancéreux, Schede
s'éleva contre cette assertion et cita un grand nombre
d'exemples à l'appui de la méthode sacrée. Depuis,
Hochenegg et Herzfeld ont étendu les indications de
cette dernière ; les voies sacrée et para-sacrée sont
choisies par quelques chirurgiens pour agir sur tous les
organes du bassin.

(1) CZERNY. *Centralblatt für Chirurg.*, 1893, n° 30.
(2) RIEFFEL. *Revue de chirurgie*, novembre 1893.

D'après Czerny, l'hystérectomie par la voie sacrée est destinée à traverser les mêmes phases que l'opération de Kraske. A une timidité excessive succédera un enthousiasme excessif. On essaiera d'en faire la méthode générale d'ablation de l'utérus cancéreux, de détruire à son profit l'hystérectomie vaginale. Puis, viendra le jour où on reconnaitra que celle-ci doit rester l'opération typique et que celle-là est applicable à une série de cas qui ne sont plus abordables par la voie vaginale et parasacrée. Mais il faudra se garder d'aller trop loin et poser les indications de la voie sacrée ; on aurait en effet de sérieux mécomptes en essayant d'enlever des cancers déjà trop avancés.

Sur huit hystérectomies sacrées pratiquées par Czerny, sept malades ont guéri de l'opération, mais toutes sauf une sont mortes de récidives au bout de peu de temps. Les récidives locales et par continuité sont peut-être en partie imputables au procédé opératoire mis en œuvre, et on ne peut se défendre de l'idée que la plaie vaginale béante favorise singulièrement la greffe cancéreuse. Après avoir attaqué l'utérus indifféremment des deux côtés, Czerny a acquis la certitude que l'ouverture du cul-de-sac de Douglas est plus aisée, moins sanglante lorsqu'on passe à droite du rectum. Aussi est-il d'avis qu'il faut de préférence adopter la méthode opératoire de Herzfeld tout en reconnaissant avec P. Müller et Hochenegg qu'on doit limiter la résection osseuse, qu'on doit se borner, si possible, à l'ablation du coccyx et d'une mince tranche du sacrum.

La suite de la communication est faite sur la voie sacrée en général et ne nous intéresse pas.

G. Abel (1) publie (avril 1893) 7 cas de cancer de l'utérus opérés par Zweifel par la voie sacrée, dans tous les cas le vagin était rétréci.

1° Femme de 60 ans. Cancer du col. Ligament large droit, raccourci. Opération le 9 janvier 1891. Guérison 39 jours après l'intervention.

2° Femme de 50 ans. Cancer du col s'étendant sur la paroi antérieure du vagin dans une étendue de 1 centim. environ. Opération le 10 février 1891. Fistule vésico-vaginale. La malade guérit.

Deux fois on essaie de fermer la fistule vésico-vaginale et 5 jours après la seconde intervention la malade meurt de septicémie avec un énorme sphacèle de la vessie.

3° Femme de 52 ans. Cancer du col étendu aux culs-de-sac du vagin. Opération le 4 mars 1891. Guérison 55 jours après l'opération.

4° Femme de 73 ans. Cancer du col étendu à la paroi postérieure du vagin. Opération le 9 juin 1892. Guérison 34 jours après l'opération.

5° Femme de 63 ans. Cancer du col. Opération le 11 février 1893. La vessie est ouverte en deux endroits. Opération consécutive de la fistule vésico-vaginale. Guérison.

6° Femme de 59 ans. Cancer du corps. Opération le 24 février 1893. Guérison, 36 jours après l'opération.

7° Femme de 67 ans. Cancer du corps. Opérée le 4 mars 1853. Morte de septicémie le 8° jour.

La technique de ces opérations diffère fort peu de celle des autres opérations; l'auteur conseille l'examen sous chloroforme pour constater l'envahissement des parties péri-utérines par le néoplasme. On fera bien de gratter le cancer à la curette et de toucher au chlorure

(1) G. ABEL. *Centralblatt. für Gynæc.*, 1893, 13 mai.

de zinc avant d'opérer. Abel conseille de mettre les malades, quelle que soit la façon dont on les fasse coucher, dans la position de Trendelenburg parce que de cette façon les organes du petit bassin tombent de leur propre poids dans le champ opératoire. Section de la peau du tiers inférieur du sacrum jusqu'à l'anus, à un centimètre de la ligne médiane. Le coccyx est mis à nu, libéré, sectionné. (Dans les deux derniers cas on a fait la résection temporaire.) Le fascia sous-péritonéal divisé, on ouvrit le vagin tout d'abord dans les quatre premiers cas, et dans deux autres on alla directement sur le cul-de-sac de Douglas. Cette ouverture immédiate du péritoine fut facile dans les cas 5 et 7, mais dans le cas 6 on dut ouvrir le vagin.

Quand le péritoine est ouvert on peut facilement attirer l'utérus, lier et sectionner les ligaments larges. On dissèque ensuite le péritoine utéro-vésical et on sépare la vessie du col utérin. On ferme après avoir basculé l'utérus en arrière la cavité péritonéale et cela avant d'ouvrir le vagin. On a bien soin d'éviter les uretères en s'assurant de leur position ; du reste, si la vessie a été séparée avec soin du col, il n'y a plus aucun danger. L'hémostase est terminée, le vagin sectionné et l'utérus enlevé. La plaie est drainée ainsi que la cavité vaginale, l'os est remis en place et l'on suture par-dessus les parties molles.

Suivent des réflexions sur la méthode sacrée, qui peuvent se résumer en ceci : c'est une bonne intervention à condition d'en connaître les indications.

Le 9 mai 1893, a lieu à la Société de gynécologie et

d'accouchements (1) de Vienne une discussion sur l'hystérectomie sacrée, à laquelle prennent part plus spécialement Hochenegg et Herzfeld.

Hochenegg présente une malade qui lui a été envoyée
par le professeur Schauta. Cette malade, qui a déjà subi
une amputation du col pour carcinome, est atteinte de
récidive et considérée comme inopérable par le professeur Schauta. On trouve au fond du vagin une partie an-
fractueuse, dure, saignante ; malgré l'étendue des lésions,
l'utérus est encore mobile, les ligaments larges ne paraissent pas atteints. L'infiltration du néoplasme jusque dans
les culs-de-sac du vagin ne permet pas de faire l'hystérectomie vaginale et l'auteur pratique l'hystérectomie
sacrée.

La femme est couchée sur le côté, le rectum récliné
à droite, l'ouverture du péritoine faite directement. Le
doigt d'un aide introduit dans le vagin permet au chirurgien d'ouvrir la cavité vaginale.

Les ligaments larges sont liés et on enlève l'utérus et
les parties vaginales atteintes. Suture du péritoine et
du vagin. La malade a parfaitement guéri. L'état général, qui était mauvais avant l'opération, s'est amélioré très
notablement : c'est une femme revenue à la santé parfaite.

L'auteur remarque que sa malade a conservé une hernie sacrée dont elle ne souffre pas. Il a, malgré cela, fait
appliquer une pelote spéciale.

Le deuxième cas est celui d'une femme déclarée inopérable par Lott.

(1) *Centralblatt für Gyn.*, 1893.

Section habituelle de la peau, partant de la ligne médiane, circonscrivant d'un côté l'anus et s'arrêtant sur le milieu du périnée.

Le rectum est récliné à gauche, le vagin fendu avec des ciseaux jusqu'au niveau du carcinome. Ainsi se trouve formé un lambeau comprenant la peau, le rectum et la paroi postérieure du vagin ; le tout fut récliné en arrière. Il devenait alors très facile de couper le vagin et de détacher l'utérus ; ce qu'il y eut de vraiment remarquable, ce fut la cicatrisation rapide et du vagin et de toute la plaie. Dans cette dernière opération, on n'avait enlevé que le coccyx, et cependant on eut dans la suite une petite pointe de hernie.

Wertheim présente une observation de malade opérée depuis 4 semaines seulement. L'étendue des lésions rendait l'intervention par le vagin impossible. La malade est couchée sur le côté gauche. Énucléation du coccyx ainsi qu'une petite portion du sacrum. Le rectum est récliné à gauche, et sur son bord droit est ouverte la cavité de Douglas. Cette partie de l'opération n'a pas été des plus faciles. L'utérus est basculé en arrière. On lie les ligaments ; décollement du péritoine et du col utérin de la vessie. Suture de la séreuse. Section du vagin à un centimètre au-dessous du tissu cancéreux. Déjà le professeur Schauta avait proposé de fermer la plaie cutanée et de faire le drainage par le vagin ; c'est ainsi que nous avons opéré. La malade, qui se leva le 16e jour, est en parfait état.

L'auteur enfin fait observer que la suture parfaite du péritoine doit éviter les hernies; il n'en a jamais observé.

Herzfeld fait remarquer que Hochenegg n'attache pas une grande importance à la suture du péritoine et qu'en cela il diffère considérablement de lui ; sans doute c'est une opinion que la pratique viendra justifier. Cependant Hochenegg a eu un étranglement d'une anse intestinale pour n'avoir pas fait convenablement la suture du péritoine, et c'est sans doute à cette imperfection de la réunion de la séreuse que sont dues les hernies sacrées. Dans tous les cas, on peut faire porter une pelote pour soutenir la cicatrice.

Herzfeld continue à critiquer la méthode de Hochenegg quant à l'ouverture péritonéale sur le bord gauche du rectum. Enfin il termine en disant : « Quant à la méthode exposée par Hochenegg, dans laquelle il ouvre toujours l'espace recto-vaginal, ce n'est qu'une opération vaginale avec agrandissement du champ opératoire. »

Hochenegg répond que dans bien des cas il est impossible de suturer le péritoine et que de plus l'ablation du coccyx ne met pas à l'abri d'une hernie sacrée possible.

Si Herzfeld n'en a pas constaté, c'est que son observation n'est pas suffisamment longue ; il ne pense pas, du reste, que cette hernie puisse être comparée, au point de vue des inconvénients, à une éventration.

Nous avons ainsi résumé une grande partie de ce qui a été écrit jusqu'à ce jour sur l'hystérectomie sacrée pour cancer et nous pensons qu'un chirurgien, désireux de faire l'opération que nous étudions, pourra facilement se mettre, en lisant les quelques pages qui précèdent, au courant de ce qu'on a fait, des résultats obtenus par les différents opérateurs ; tel a été le but de la première partie de notre travail : heureux si nous l'avons atteint.

DEUXIÈME PARTIE

CHAPITRE PREMIER

L'opération proposée par Hochenegg n'a pas été accucillie avec grand enthousiasme. Les chirurgiens français en particulier semblent peu disposés à faire l'opération qui nous occupe et, à part les recherches anatomiques de Delbet, les deux cas d'hystérectomie sacrée de Terrier et Hartmann, rien, à notre connaissance, n'a été publié chez nous sur la voie sacrée en gynécologie.

Sans doute, plusieurs de nos maîtres ont essayé, au moment des premières publications de Hochenegg et de Herzfeld, la méthode nouvelle, mais ils n'ont pas été satisfaits. Nous pensons que cela tient à plusieurs causes. Enlever une partie du sacrum pour arriver aux organes génitaux de la femme, semble une grosse intervention, et de plus le plancher pelvien restera-t-il solide? Les malades n'auront-elles pas des troubles dans la marche et dans la station (c'est la question que se pose Delbet) par suite de la destruction des principaux ligaments postérieurs du bassin?

Après leurs deux opérations, Terrier et Hartmann font de grandes réserves. L'opération sacrée est loin, disent-ils, de donner les facilités dont parlent quelques auteurs qui n'ont opéré ou vu opérer que sur le cadavre.

L'ablation osseuse est une importante intervention suivie parfois d'hémorrhagie; le péritoine est difficile à ouvrir, et n'a-t-on pas, croyant pénétrer dans la cavité péritonéale, ouvert l'intestin grêle, le rectum, la vessie ? Enfin l'utérus même, complètement libéré, est parfois difficile à extraire.

Opération longue, laborieuse, suivie de cellulite pelvienne, de pelvi-péritonite suppurée, de fistules urinaires et stercorales, de phlegmatia, de nécrose d'une partie de l'os réappliqué.

Cependant l'opération doit être conservée pour quelques cas bien déterminés inabordables par une autre voie. Voilà ce que pensent nos maîtres ; résumons les opinions des chirurgiens étrangers.

Hochenegg pense, dans une première communication, que la méthode sacrée est indiquée quand la voie vaginale est impossible ; les grands avantages du procédé opératoire consistent dans la facilité du drainage et la certitude d'une hémostase complète.

Pour Wiedow, l'extirpation sacrée présente des avantages indiscutables sur l'opération par le vagin.

Kochler présente 4 cas inopérables par le vagin, opérés avec succès par la méthode de Hochenegg.

Zinsmeister n'a fait qu'une opération ; il a été frappé du jour considérable que donne l'ablation d'une partie du sacrum, l'utérus a été très facilement extirpé.

Roux (de Lausanne) termine ainsi sa publication de 2 cas de cancer, opérés par la voie sacrée. Il nous paraît incontestable que l'accès aux organes pelviens par la voie sacrée ou para-sacrée constitue un progrès sérieux

destiné à étendre singulièrement l'action du chirurgien,
et c'est après l'avoir constaté avec une surprise agréable
que nous avons cru devoir publier ces quelques notes.

Le nombre de nos extirpations de l'utérus par la voie
sacrée, dit Von Beck (4 cancers), est encore petit, nous
sommes cependant persuadé de ses avantages sur la
méthode vaginale. On peut en effet fermer le péritoine
avant d'enlever le col utérin, l'opération est faite dans sa
dernière partie complètement en dehors de la cavité
péritonéale. Il est facile de tout voir, de bien lier ses ligaments, de lier isolément l'artère utérine ; toute hémorrhagie est immédiatement arrêtée : la séparation du col
utérin de la vessie est plus facile que par la voie vaginale.

Dans le cas où on nous ferait cette objection que la
résection sacrée constitue une grosse intervention, nous
répondrions que l'ouverture du canal sacré faite en bas est
sans importance et n'a eu jusqu'ici aucune suite fâcheuse.
— De tout ce que nous venons de dire, conclut V. Beck,
on doit retenir qu'une place très importante est réservée
pour l'extirpation de l'utérus à la méthode sacrée.

Schede a publié 28 cas opérés par la voie sacrée et il dit
avoir adopté cette méthode parce qu'elle peut donner la
guérison dans des cas avancés, que l'ablation est plus
parfaite, plus radicale; la guérison opératoire n'est jamais
obtenue avant six semaines.

Müller, après trois opérations, dit que la méthode
sacrée offre d'importants avantages, que l'opération se
fait sous les yeux, qu'on peut ainsi enlever toutes les
parties malades, que l'hémostase est parfaite ; la cavité
péritonéale fermée. Aussi propose-t-il de réserver la

méthode vaginale pour les cas de cancer très limité, traitant tous les autres par l'opération sacrée.

Czerny a opéré trois malades, alors que l'opération
par le vagin n'était plus possible. On peut faire, dit-il,
toute son opération sous le contrôle de la vue, mais elle
dure longtemps, elle n'est pas sans gravité et la guérison se fait longtemps attendre.

La méthode sacrée est indiquée quand le vagin est
étroit, la tumeur cancéreuse compliquée de tumeurs et
de lésions des annexes.

Dick a fait avec succès une ablation de l'utérus par la
voie sacrée, il n'a pas eu de difficulté.

Crocq fils, après avoir publié un cas d'hystérectomie
sacrée, donne l'opinion de son maître Warnots sur l'opération : « J'ai fait des expériences sur le cadavre concernant la méthode de Kraske dans la gynécologie et je dois
à la vérité de déclarer que rien n'est plus simple après
avoir largement ouvert le cul-de-sac recto-vaginal du
péritoine que d'attirer à soi les ligaments larges et la
matrice dont on se rend ainsi complètement maître .»

Westermark après 3 opérations heureuses arrive à
ces conclusions :

La voie vaginale doit toujours être préférée pour l'extirpation de l'utérus en cas de cancer de cet organe dans
tous les cas où il est possible de la pratiquer. C'est ainsi
que l'on doit agir par le vagin quand celui-ci est assez
mobile pour être attiré en bas. On ne doit faire d'exception à cette règle que lorsque le vagin est trop
étroit.

La voie sacrée doit être adoptée dans tous les autres

cas où il y a encore possibilité d'opérer dans des tissus non envahis par le cancer.

Abel, après avoir exposé 7 cas de cancers opérés par Zweifel, termine en disant que l'hystérectomie sacrée est une bonne opération, à condition d'en bien connaître les indications.

Enfin Hochenegg, dans une communication récente, est d'avis que tous les cancers utérins doivent être opérés par sa méthode. Herzfeld, au contraire, pense que la voie vaginale doit être préférée chaque fois que cela est possible.

D'après cela, on voit que les chirurgiens étrangers qui ont pratiqué l'hystérectomie sacrée en sont généralement satisfaits.

Si nous ne pouvons pas dire avec Hochenegg que tout cancer de l'utérus doit être enlevé par la voie sacrée, nous pensons, du moins, que sa méthode est applicable à des cas nombreux.

Il est un point sur lequel nous croyons être bien fixé : c'est que tout cancer opérable par le vagin doit être traité par l'hystérectomie vaginale. Et dès lors, nous nous trouvons sans doute entre deux catégories de chirurgiens : ceux qui pensent que les moyens palliatifs seuls doivent être employés dès que la voie vaginale n'est plus possible et ceux qui restent opérateurs quand même, lorsqu'ils sont à peu près certains d'enlever toutes les parties atteintes et d'opérer en tissu sain. Nous sommes de l'avis de ces derniers, et nous pensons que le fait d'opérer un cancer avec la possibilité d'enlever toutes les parties malades et de rester constamment dans les parties saines justifie pleinement l'opération.

V.   5

Pourquoi, en effet, ne pas agir pour l'utérus comme pour le sein? La lésion est-elle devenue tellement plus grave parce qu'une petite portion du vagin est prise, parce que le col se laisse déchirer à toute traction, que le corps de l'utérus est primitivement envahi, qu'il faille renoncer à toute intervention ayant quelque chance d'être complète? Les malades atteintes de cancer du sein ont de nombreux ganglions dans l'aisselle, presque toujours, au moment où elles nous consultent, et pourtant il est rare que le chirurgien, espérant tout enlever, refuse une intervention.

Grâce à l'opération par la voie sacrée, nous pouvons dans certaines limites faire pour l'utérus ce que l'on fait chaque jour pour le sein. Mais, bien entendu, il ne nous viendra pas plus à l'idée d'opérer un cancer de l'utérus adhérent à la vessie et au rectum que d'enlever un énorme cancer en cuirasse.

Abel estime que l'hystérectomie vaginale n'est faisable que dans le quart des cas de cancer de l'utérus observés. Si on accepte cette proportion, on constate que les trois quarts des cancers de l'utérus sont ou abandonnés à eux-mêmes ou traités par les moyens palliatifs. Sans doute, le grattage des bourgeons épithéliomateux, les cautérisations au chlorure de zinc peuvent donner des résultats; nous pensons pourtant pouvoir mieux faire encore en enlevant l'organe malade dans sa totalité, nous étant bien rendu compte par la vue et le toucher qu'il ne reste plus aucune partie sensiblement malade.

Le cancer du corps de l'utérus devrait, nous le croyons du moins, être toujours enlevé par l'hystérectomie sacrée. Par la voie vaginale, dès qu'on arrive dans les parties malades, l'organe se déchire, on n'amène plus que des lambeaux utérins, et c'est sans doute dans ces cas où l'opération est capable d'activer la marche des lésions. Par la voie sacrée, en sachant bien que l'on a un utérus friable à enlever, on peut l'amener au dehors sans grande traction, faire rapidement la ligature des ligaments, la dissection du vagin et même faire avec la pince de Museux une prise sur la partie inférieure de l'utérus, au lieu de la faire sur le fond comme cela est la règle lorsqu'il s'agit d'un cancer du col. On peut enlever ainsi son utérus en entier sans l'avoir ouvert.

Dans des cas plus nombreux, où on a affaire à des cancers étendus au vagin, l'hystérectomie vaginale ne peut pas être discutée elle est impossible. L'hystérectomie sacrée permet d'enlever la portion du vagin que l'on veut, rien ne peut gêner l'opérateur. Après avoir enlevé l'utérus et sectionné le vagin, on se rend bien compte par le toucher que les tissus qui restent sont sains; si on sent la moindre induration, on doit couper la partie douteuse.

Assez souvent les lésions du col sont considérables, bien que l'utérus soit mobile dans sa totalité, et l'hystérectomie vaginale est rendue des plus difficiles par l'impossibilité dans laquelle on se trouve de faire une bonne prise. Avant d'entreprendre l'opération par la voie sacrée, il faut bien se rendre compte de la mobilité, faire avec soin le toucher rectal, et avoir la certitude à peu près complète que le rectum et la vessie ne sont pas envahis par le néoplasme. C'est dans ces cas qu'on doit plus particulièrement faire la suture du péritoine, si elle est possible, avant de détacher les insertions vaginales. Si la séparation de la vessie et du rectum est facile, il est véritablement remarquable de constater avec quelle facilité on peut, tenant l'utérus dans sa main, sectionner circulairement le vagin au-dessous du néoplasme.

Enfin dans quelques cas, le vagin est atrésié et peut rendre l'hystérectomie vaginale impossible. Dans ce cas on doit encore recourir à la voie sacrée.

L'hystérectomie sacrée est plus difficile que la vaginale, l'opération est plus longue, la guérison beaucoup moins rapide ; enfin l'ablation d'une portion osseuse mérite d'être prise en considération. Les difficultés de l'hystérectomie sacrée sont extrêmement variables suivant les cas, et bien des fois les opérateurs se sont heurtés à de grandes difficultés parce qu'ils sont intervenus alors que les lésions étaient très étendues.

Une des opérations de M. Michaux a été des plus laborieuses ; c'était un cas où la lésion était très étendue, puisque la vessie était prise. Notre malade qui a parfaitement guéri a retiré le plus grand bénéfice de l'intervention. Elle était venue nous trouver pour des pertes de sang, une diminution considérable de ses forces. L'utérus enlevé, la paroi vésicale a été simplement grattée à la curette. Cette malade a été opérée il y a neuf mois et elle est aussi forte, dit-elle, qu'avant l'opération. Elle gagne sa vie en faisant des ménages. Au toucher, on sent une partie indurée qui ne saigne pas et n'a pas changé sensiblement depuis sa sortie de l'hôpital.

Chez nos 3 autres malades, les difficultés opératoires n'ont pas été très grandes. Le dernier cas a été particulièrement facile.

Enfin, nous ferons remarquer que c'est une opération encore peu faite et sans doute l'habitude rendra l'intervention plus rapide et moins laborieuse.

La durée des opérations de M. Michaux a été de une heure et demie en moyenne.

La gravité de l'hystérectomie sacrée est assez grande. Nous donnerons plus loin les résultats obtenus par les différents opérateurs. Nous devons faire remarquer que, dans la plupart des cas, il s'agit de cancers inopérables par le vagin et que par ce fait même, les lésions sont souvent plus anciennes, l'état général plus touché.

N'étaient ces quelques inconvénients de l'hystérectomie sacrée, nous dirions volontiers avec Hochenegg que tous les cancers de l'utérus devraient être opérés par sa méthode, mais nous sommes de l'avis de Herzfeld : la voie vaginale do't être la méthode de choix lorsqu'elle est possible.

Cependant il semble que l'on puisse arriver à opérer rapidement par la voie sacrée puisque Herzfeld arrive à enlever la partie osseuse et à ouvrir le péritoine en dix minutes. Mais combien il est agréable et avantageux au point de vue opératoire de se rendre compte de ce que l'on fait ! On peut sectionner ce qu'il faut pour être sûrement dans des tissus sains, faire une hémostase sûre et complète, enlever des ganglions qui paraissent douteux, fermer complètement son péritoine avant de toucher au néoplasme, couper le vagin dans une étendue suffisamment éloignée des lésions utérines. Puis toutes ces parties mises à nu, sectionnées, sont nettoyées avec la plus grande facilité. Ce sont là de gros avantages capables d'encourager bien des opérateurs.

CHAPITRE II

Le *manuel opératoire* de l'hystérectomie sacrée doit
varier suivant les cas, suivant les difficultés que l'opérateur rencontre, et nous pensons avec Hochenegg qu'il
serait difficile de donner des règles immuables ; cependant
après avoir examiné, en la résumant, la façon de faire
de chaque chirurgien, nous pensons qu'il pourrait y
avoir intérêt à donner un manuel opératoire modifiable,
du reste, qui semble répondre à la grande majorité des
cas.

Presque tous les opérateurs placent la malade sur le
côté et ceux seulement qui combinent la méthode sacrée
et la méthode vaginale préfèrent la position dorsale et
les cuisses très fléchies sur l'abdomen.

Nous supposons donc la malade couchée dans la position droite ou gauche de Sims.

L'incision de la peau est extrêmement variable, quant
à sa forme : Gersuny fait une incision arciforme ; Hegar
une incision en Y qui part à 3 centimètres en dedans et
un peu au-dessous de l'épine iliaque postérieure et inférieure pour se terminer au coccyx. Lévy, de Berlin, propose une incision transversale et horizontale au niveau
de l'extrémité inférieure du sacrum, et de chaque extrémité de celle-ci une incision verticale, de façon à avoir
un lambeau ostéo-cutané que l'on puisse rabattre en bas.

Roux fait une incision « qui commence à droite de l'anus et rejoint la ligne médiane jusqu'au coccyx, et suit pendant dix centimètres le bord droit de celle-ci et du sacrum pour se terminer par un crochet vers la ligne médiane ». Delbet fait à « 6 centimètres de la pointe du coccyx, 6 centimètres en projection, une incision horizontale et transversale longue de 10 centimètres. De chaque extrémité de cette incision, on en fait partir une autre, obliquement dirigée en bas et en dedans qui vient se terminer entre l'anus et le coccyx, mais sans atteindre la ligne médiane. Les deux incisions latérales convergent donc vers le bas, mais sans se rencontrer . »

Schede fait une incision médiane qui commence à 3 centimètres du bord anal et se continue suivant la crête sacrée. Czerny fait une incision parasacrée à droite et à gauche, connexe en dedans. L'incision de Terrier et Hartmann « est de 15 à 16 centimètres, parallèle au bord gauche du sacrum et du coccyx, à 2 centimètres environ de ce bord ».

Le professeur Novaro incise sur la ligne médiane, en partant au-dessous du coccyx et allant jusqu'au-dessous du troisième trou sacré.

Le professeur Warnots fait une incision de l'épine iliaque postéro-inférieure gauche à l'ischion du côté opposé.

Hochenegg, dans sa dernière publication, fait l'ouverture de la peau suivant la ligne médiane et commence à 1 centimètre de l'articulation sacro-coccygienne pour descendre jusqu'à l'anus, le contourner à gauche et s'arrêter sur le périnée.

Herzfeld fait partir son incision cutanée de l'épine iliaque postérieure et inférieure, lui fait décrire une courbe à convexité gauche, de façon à arriver sur la crête sacrée et à s'arrêter à 1 centimètre de l'anus.

L'incision de la peau a donc varié à peu près avec chaque opérateur et cela s'explique par la préoccupation qu'avaient les chirurgiens de pouvoir récliner un lambeau ostéo-cutané qui devait être remis en place après l'opération. Actuellement la section ostéo-plastique est complètement abandonnée et ce qui importe, c'est de faire une incision cutanée qui donne du jour et permette de sectionner l'os avec facilité.

La section du sacrum est faite par les uns avec la scie à chaîne, par les autres avec la pince coupante; d'autres enfin ont employé le ciseau de Mac Even. L'instrument tranchant n'a sans doute pas d'importance pour les suites opératoires. On ne saurait en dire autant de la partie osseuse enlevée. On doit toujours limiter la section au-dessous du troisième trou sacré, sous peine de lésion des nerfs sacrés et de troubles vésicaux consécutifs.

Nous n'avons observé aucun trouble vésical chez nos malades, et cependant les auteurs les plus autorisés en signalent, bien qu'ayant limité leur section osseuse au-dessous du troisième trou sacré. Schede insiste sur la nécessité d'enlever le moins possible du sacrum et Hochenegg et Herzfeld en sont arrivés à ne plus couper que le coccyx et une toute petite portion sacrée. Quant à la section oblique de l'os, elle est abandonnée; il n'y a aucun inconvénient à couper transversalement la portion osseuse, et c'est le seul moyen d'avoir du jour.

L'ouverture du cul-de-sac péritonéal a énormément préoccupé les chirurgiens. Il est certain que souvent le péritoine est difficile à ouvrir. Herzfeld prétend arriver dans le ventre avec la plus grande facilité ; en dix minutes il a fait l'incision de la peau, la section de l'os, l'ouverture du péritoine. Hochenegg considère comme un des temps les plus laborieux de l'opération l'ouverture de la séreuse et son incision préalable du vagin est en partie faite pour lui permettre de plus facilement sectionner le cul-de-sac de Douglas. Avec Herzfeld nous pensons que si on a soin de récliner à gauche du rectum, d'entrer sur son bord droit, d'aller latéralement dans la plaie en ayant soin de respecter les nerfs sacrés antérieurs qu'on peut rencontrer, il devient assez facile d'ouvrir le péritoine.

Si en effet on passe à gauche du rectum et que ce dernier soit récliné à droite, on a constamment l'intestin sous le couteau et dans un des cas opérés par M. Michaux le rectum a été partiellement ouvert.

Les différents opérateurs ont assez facilement amené à travers la plaie sacrée l'utérus saisi avec une ou deux pinces de Museux appliquées sur son fond.

Le professeur Terrier dans son second cas a très difficilement pu sortir l'utérus ; M. Michaux a eu des difficultés analogues dans le cas n° 2. Cela tenait probablement dans le cas de Terrier et certainement dans le nôtre à des adhérences de l'utérus avec les parties voisines; le cancer n'était pas limité à l'utérus, la vessie était envahie.

Saisir les ligaments dans des pinces à clamp, les

sectionner ne présente pas de difficulté lorsque l'utérus est mobile, qu'il se laisse bien amener dans la plaie opératoire. Au contraire dans le cas d'utérus adhérent, il y a de sérieuses difficultés. Plusieurs opérateurs allemands font dans ce dernier cas une ligature à la soie et une ligature élastique afin d'assurer l'hémostase. Il est important de lier les ligaments aussi bas que possible car après leur section l'utérus est ainsi plus mobile ; enfin bien des opérateurs, et cela est arrivé dans deux de nos cas, ont dû laisser sur les ligaments larges des pinces à demeure au lieu de faire des ligatures.

Il est certainement très important de fermer le péritoine avant d'ouvrir le vagin et nous sommes en cela complètement de l'avis de Herzfeld. Wiedow fait remarquer que la dissection du repli péritonéal vésico-utérin au niveau du col rendrait plus facile la fermeture de la grande cavité séreuse. On doit en effet, lorsqu'on le peut, se ménager le plus possible de péritoine afin d'en assurer la fermeture. Malheureusement, comme le dit Hochenegg, il est souvent impossible de fermer la cavité abdominale, c'est ce qui arrive lorsque les lésions sont très étendues, et il ne reste à la disposition de l'opérateur que des lambeaux petits et friables, lorsqu'on est obligé de laisser des pinces à demeure.

Les chirurgiens insistent peu sur les derniers temps de l'opération ; si on voit battre l'artère utérine il vaut mieux la lier isolément. Dans le cas contraire, on lie en masse. Le vagin est coupé et suturé par les uns, laissé ouvert par les autres.

Drainage de la plaie cutanée à la gaze au chlorure de zinc ou à l'iodoforme. Suture de la peau.

La situation à donner à la malade après l'opération a préoccupé certains chirurgiens. Hochenegg faisait mettre ses opérées dans la position presque assise, le coccyx occupait ainsi le point le plus bas, le drainage était plus facile. Il a perdu une malade dont l'intestin est venu s'étrangler dans la plaie sacrée. Une autre a eu de l'obstruction intestinale qui n'a cessé qu'au moment où on l'a mise de la position verticale dans la position horizontale. D'où il conclut qu'il vaut mieux laisser les malades couchées horizontalement.

Hochenegg a ainsi modifié son manuel opératoire primitif: Après l'incision cutanée faite, le coccyx seulement enlevé, le rectum récliné à droite, il introduit une branche de longs ciseaux dans le vagin et le fend sur toute son étendue ou au moins jusqu'à l'épithélioma. Il est surprenant, dit-il, comme on voit bien après avoir fait cette ouverture. On n'a besoin que de mettre un crochet dans la paroi vaginale et de la faire récliner à droite avec le rectum. Le reste de l'opération est facile à concevoir. Dans l'angle supérieur de la plaie, on ouvre facilement le péritoine, on déchire les adhérences possibles de l'utérus au rectum.

Tandis que dans les autres méthodes cette partie de l'opération est la plus difficile, elle devient ainsi, ajoute Hochenegg, très facile, sans danger pour l'intestin, elle peut être aussi considérable qu'on le désire.

En somme, l'hystérectomie sacrée a subi des modifications qu'il est facile de résumer.

Tout au début, c'est simplement l'opération de Kraske. Même incision cutanée, même section osseuse ; il s'agit d'atteindre l'utérus au lieu du rectum, voilà toute la différence. Rapidement les opérateurs s'aperçoivent qu'ils manquent de jour, ils n'ont pas les coudées franches pour opérer, et au lieu d'une section oblique du sacrum, ils font avec Hegar et Roux une section transversale.

Cependant la méthode n'est pas encore parfaite, les opérateurs, et Schede en particulier, ont eu, bien qu'ayant limité leur ablation osseuse sur la partie sacrée située au-dessous du 3° trou, de l'incontinence d'urine; aussi Herzfeld et Hochenegg n'enlèvent-ils plus qu'une petite partie du sacrum. L'os enlevé n'est plus réappliqué en place.

Hochenegg ouvre prématurément le vagin pour avoir plus de jour.

D'après ce que nous avons lu, ce que nous avons vu faire par M. Michaux, nous proposons d'employer le manuel opératoire suivant :

La malade est couchée dans la position latérale droite de Sims. L'antisepsie de la région opératoire et du vagin soigneusement faite, incision de l'épine iliaque postéro-inférieure gauche à la pointe du coccyx. De la partie supérieure de cette ligne opératoire part une seconde incision perpendiculaire passant au-dessus du sacrum et se terminant à son bord droit. On a ainsi un lambeau cutané qu'il est facile de disséquer et de récliner à droite, laissant bien à nu le sacrum dans sa partie inférieure et le coccyx.

On libère la pointe du coccyx, et le doigt passé en dessous soulève l'os et on sectionne à droite et à gauche, en le rasant, les ligaments auxquels il donne attache.

Les parties latérales du sacrum sont, elles aussi,
libérées.

Il est bien entendu que la section osseuse sera aussi
petite que possible, il vaut mieux faire une recoupe de
l'os que de sectionner de suite le maximum permis. Les
mesures données par Delbet sont alors d'un grand
secours ; on sait que le 3e trou est à 6 centim. de la pointe
du coccyx ; c'est l'ablation osseuse la plus grande que
l'on puisse faire. La section de l'os à la pince coupante
nous semble facile. Nous n'avons jamais remarqué les
hémorrhagies abondantes signalées par certains auteurs.
Sans doute quelques artérioles donnent, mais le sang cesse
rapidement de couler si on fait un peu de compression
après avoir appliqué deux ou trois pinces à forcipressure.

L'os enlevé, l'opérateur se trouve dans du tissu cellulo-
adipeux abondant, les doigts sont à ce moment plus utiles
que le bistouri. Un aide peut introduire le doigt dans le
rectum pour guider l'opérateur, et cette partie de l'intestin bien reconnue et libérée est confiée à un écarteur
qui la récline fortement en haut et à gauche.

Avec une pince à griffes et un bistouri, l'opérateur va
un peu à droite de la ligne médiane, saisit les parties
celluleuses, les incise et trouve bientôt le péritoine qu'il
ouvre. L'introduction d'un doigt dans le vagin, repoussant dans la plaie le cul-de-sac de Douglas, rend des
services.

On introduit alors l'index dans le ventre, on se rend
compte de la situation de l'utérus, on détache des adhérences s'il en existe, et solidement on fixe sur le fond de
l'organe une ou deux pinces de Museux. L'utérus est

alors amené au dehors à travers la boutonnière périto·
néale, on voit sa face antérieure qui regarde en haut,
sa face postérieure tournée en arrière et en bas. Il est
utile de disséquer en avant une partie du péritoine qui
passe sur le col et d'avoir ainsi à sa disposition un large
lambeau de séreuse. Une pince à clamp est placée sur le
ligament large droit qui est sectionné. L'utérus basculé
à droite permet de faire la même manœuvre du côté
gauche. Nous rappelons l'importance considérable qu'il
y a à lier les ligaments larges aussi bas que possible.
L'utérus est ainsi libéré sur ses côtés. On remplace les
pinces à clamp par des ligatures et on fait aux ciseaux la
toilette des moignons ligamenteux.

On libère au bistouri l'utérus plus complètement, on
le récline fortement en arrière et on fait à ce moment la
suture du péritoine. Dès lors, toute l'opération doit se
passer au dehors du ventre, le vagin n'a pas encore été
ouvert.

On sépare assez facilement le col utérin et le vagin de
la vessie et du rectum ; on lie l'artère utérine de chaque
côté isolément si on le peut et on tient à pleine main
l'utérus encore complètement fixé à la cavité vaginale.
On comprend que l'on puisse sectionner suivant les
besoins et avec facilité une étendue plus ou moins considérable du vagin.

Nous ne pensons pas qu'il soit utile de fermer la cavité
vaginale, c'est un excellent moyen de drainage dont on
ne doit pas volontairement se priver. Suture de la peau
aux crins de Florence en ayant soin de drainer à la gaze
iodoformée.

La guérison arrive généralement après un mois et demi.

Telle doit être l'opération quand les lésions ne sont pas trop avancées, lorsque le cancer est resté limité à l'utérus, ou seulement aux culs-de-sac du vagin, ce sont du reste les seuls cas que nous conseillons d'opérer.

Lorsque l'infiltration épithéliomateuse s'est étendue aux ligaments larges, au rectum, à la vessie, qu'il est nécessaire pour enlever tout le néoplasme de faire des résections d'organes plus ou moins étendues, l'abstention nous semble devoir être une règle absolue.

CHAPITRE III

Dans un premier chapitre nous avons cherché à démontrer que l'hystérectomie sacrée était dans des cas déterminés une bonne opération ; dans un second, nous avons, après avoir exposé la façon de faire des différents auteurs, donné un manuel opératoire qui peut, croyons-nous, s'appliquer à la majorité des cas. Nous voudrions résumer ici les résultats immédiats et éloignés que nous avons pu recueillir de l'hystérectomie sacrée.

Résultats immédiats et éloignés de l'hystérectomie sacrée.

NOM DE L'OPÉRATEUR	NOMBRE D'OPÉRÉES	RÉSULTATS IMMÉDIATS		RÉSULTATS ÉLOIGNÉS
		GUÉRIES	MORTES	
Gersuny	1	1		
Hegar (publié par Wiedow)..	1	1		
Albert (publié par Kochler).	4	4		
Zinsmeister	1		1	
Roux	2	2		
Hegar (publié par V. Becke).	3	1	2	
Schede	28	20	8	Le cancer a récidivé chez 6 malades. 6 sont opérées depuis 3 mois. 8 sont opérées depuis 6 à 20 mois.
Müller	3	3		
Czerny	3	3		1 malade meurt de récidive rapide.
Knl	3	2	1	1 malade meurt de récidive rapide.
Terrier et Hartmann	2	1	1	
Novaro (publié par Casati)..	1	1		
Dick	1	1		La guérison se maintient 3 mois après l'opération.
Warnots (publié par Crocq fils)	1		1	
Hochenegg	17	14	3	
Herzfeld	3	3		
Westermark	3	3		
Josephson	2	1	1	
Czerny	8	7		
Zweifel (publié par Abel)....	7	5	1	
Hochenegg	2	2		
Wertheim	1	1		
Michaux (publié par Veslin)...	4	4		1 malade morte de récidive. 1 opérée depuis 8 mois. 1 opérée depuis 7 mois. 1 opérée depuis deux mois et demi.

En somme, nous avons pu réunir 101 cas d'ablation de l'utérus cancéreux par la voie sacrée. Sur ces 101 malades, 19 sont mortes de l'opération.

Nous ne pouvons malheureusement pas donner de renseignements aussi exacts sur les suites éloignées, les auteurs ne donnent pas de détails en général. La statistique de Schede seule est en ce sens intéressante.

De nos 4 malades opérées par M. Michaux, la première est morte de récidive rapide. La seconde, opérée le 22 avril (il y a 8 mois), est en parfait état; nous l'avons revue il y a quelques jours.

La troisième a été opérée le 6 juin (il y a 7 mois); la quatrième le 18 octobre. Toutes les deux vont bien.

Pour connaître ce que vaut l'opération au point de vue de la récidive, il faudrait avoir une plus grande expérience de l'hystérectomie sacrée, suivre pendant assez longtemps un certain nombre de malades. Du reste, nous ne pensons pas que la voie sacrée mette complètement à l'abri de la récidive, bien loin de là. Mais n'est-il pas légitime de chercher à étendre l'intervention du chirurgien dans le cancer de l'utérus, ne peut-on pas espérer avoir quelques cas heureux au milieu des nombreuses récidives certaines? Presque tous les chirurgiens ont des clientes opérées de cancer du sein depuis de bien longues années et qui seraient sans doute mortes depuis longtemps sans l'intervention. J'ai eu l'occasion de soigner pendant les vacances un malade de M. Labbé qui mourait d'un cancer de la langue; cet homme a été opéré par mon maître lui-même, il y a 17 ans. Ce sont ces

cas heureux, malheureusement trop rares, qui nous semblent légitimer les recherches que l'on peut faire quand
il s'agit d'étendre l'action du chirurgien pour enlever un
organe atteint de cancer.

CONCLUSIONS

I. — L'hystérectomie vaginale est l'opération de choix pour enlever l'utérus cancéreux.

II. — Un certain nombre de cancers utérins, encore parfaitement limités, doivent être opérés par la voie sacrée.

a) Cancer du corps de l'utérus.

b) Cancer du col étendu dans le tissu utérin de sorte qu'il est impossible, par le vagin, de faire une bonne prise avec une pince à traction.

c) Cancer du col ayant envahi le vagin.

III. — Dans certains cas d'atrésie du vagin, il faut nécessairement avoir recours à la voie sacrée.

IV. — Les cancers de l'utérus qui ont envahi les ligaments larges, la vessie ou le rectum, doivent être traités par les opérations palliatives.

Observation I

M..., Marie, âgée de 35 ans, journalière, entre à l'hôpital Beaujon, salle Laugier, n° 22, le 5 avril 1887.

Antécédents héréditaires sans importance. Aucune maladie antérieure. Accouchement normal il y a huit ans. Règles toujours régulières. Depuis six mois la malade a des pertes blanches qui se sont accompagnées de douleurs dans le ventre puis d'irradiations douloureuses dans les cuisses.

L'écoulement vaginal est légèrement sanguinolent et odorant depuis deux mois. Envies fréquentes d'uriner, constipation opiniâtre, amaigrissement sensible. L'état général n'est pas mauvais.

Palper. — Utérus un peu gros et douloureux.

Toucher. — Le col est ulcéré et saignant sur une partie de la lèvre antérieure, le reste semble recouvert d'une muqueuse saine. L'utérus conserve une assez grande mobilité. Les culs-de-sac sont libres. En somme, la lésion semble tout à fait limitée et l'hystérectomie vaginale est décidée.

L'opération doit être pratiquée le 13 avril 1893. Impossibilité absolue de faire la moindre traction sur l'utérus qui se déchire, et la lésion, qui nous semblait limitée à une partie du col, a certainement atteint l'utérus dans une étendue considérable.

Il fallut renoncer à l'hystérectomie vaginale et dès lors que faire ? L'utérus, je le répète, était très mobile, nous pouvions facilement le constater, et un simple grattage était loin de nous satisfaire. M. Michaux pratique immédiatement l'hystérectomie par la voie sacrée.

La malade est couchée sur le côté gauche, la cuisse correspondante étendue, la cuisse droite fléchie. Antisepsie de la région opératoire et du vagin. Incision verticale partant de

V.   6.

l'épine iliaque postéro-inférieure droite allant jusqu'au voisinage de l'anus. Dissection des parties molles. Section partielle des ligaments sciatiques, résection du coccyx et de la partie du sacrum située au-dessous du quatrième trou sacré, avec une pince coupante.

Cette ablation osseuse est insuffisante et une seconde section donne un jour plus considérable. Le rectum est récliné de côté et l'ouverture du péritoine ne présente pas de difficulté. Une pince à érigne est placée sur le fond de l'utérus qui se laisse facilement amener hors de la plaie, et c'est sous ses yeux, d'une façon remarquable, que M. Michaux peut successivement sectionner le ligament large droit, désinsérer le vagin et couper le ligament large gauche.

Des pinces à clamp ont été placées sur les ligaments larges et des pinces à forcipressure sur la tranche vaginale. Ligature des ligaments larges à la soie. Par un surjet, le vagin est obturé, tandis qu'une mèche de gaze iodoformée est laissée dans la cavité péritonéale complètement fermée. Suture au crin de Florence de la plaie.

Les suites opératoires sont des plus simples : la température monte le 4e jour à 38°,5 pour descendre le 5e à 37°,8 et rester désormais normale. La malade quitte le service complètement guérie le 25 mai 1893.

Nous apprenons que cette femme a eu une récidive rapide et est morte peu après sa sortie de l'hôpital.

OBSERVATION II

G..., ménagère, âgée de 57 ans, entre à l'hôpital Beaujon, salle Laugier, n° 13, le 6 avril 1893.

Aucun antécédent héréditaire à signaler. Elle-même s'est toujours bien portée. Le début de son affection remonterait au mois de septembre 1892; depuis ce moment, la malade a des métrorrhagies abondantes et fréquentes, elle perd constamment un liquide roussâtre, fétide, les douleurs sont peu intenses et l'état général s'est conservé assez bon ; la malade aurait cependant, à son dire, màigri d'une façon notable depuis quelque temps.

Palper. — Utérus peu volumineux et à peine douloureux à la pression.

Toucher. — Le col est transformé en un énorme champignon, plus étendu en avant du côté de la vessie. La mobilité de l'utérus, tout en existant encore, semble diminuer. A cause de l'étendue des lésions, l'hystérectomie vaginale est impossible ; l'hystérectomie sacrée est décidée et pratiquée par M. Michaux, le 22 avril.

La malade est placée sur le côté droit, et les précautions antiseptiques habituelles sont prises. Incision verticale suivant l'aile gauche du sacrum, arrivant jusqu'au voisinage de l'anus.

Incision transversale, perpendiculaire à la première, au niveau de la base du sacrum et dirigée vers la droite. Dissection des parties molles, libération du coccyx et de la partie inférieure du sacrum, section osseuse à la pince coupante. La section osseuse est faite trop bas, on se donne plus de jour en réséquant une nouvelle portion sacrée. Rectum récliné à gauche, ouverture du péritoine un peu laborieuse. L'exploration avec le doigt permet de sentir un utérus absolument adhérent, et une pince à érigne placée sur le fond ne l'amène pas en dehors de la plaie sacrée ; deux longs clamps sont placés sur les ligaments larges qui sont immédiatement sectionnés. La partie inférieure do l'utérus est tellement friable qu'elle se laisse déchirer à la moindre traction. Le cul-de-sac vaginal est alors circonscrit au bistouri, en restant toujours aussi près que possible du col, en évitant les uretères. M. Michaux abandonne une partie épithéliomateuse confondue avec la partie inférieure de la vessie.

Des pinces sont placées sur les artères utérines et les parties saignantes.

Toutes les pinces sont laissées à demeure, on ne referme pas la cavité péritonéale dans laquelle on place une mèche de gaze iodoformée ; pansement vaginal, quelques sutures à la peau. La malade a assez bien supporté l'opération. Le soir, la température est à 37°,8.

Les pinces sont enlevées après 48 heures.

Jusqu'au 6ᵉ jour, la température reste normale, puis une suppuration assez abondante se fait par la plaie sacrée et cela pendant huit jours à peu près. La température monte alors le soir à 40°,2. Dès le 15ᵉ jour, la température est redevenue normale.

La malade reste dans le service pendant 2 mois et demi ; elle est employée comme infirmière supplémentaire. Nous venons de revoir cette femme ; la lésion sur la paroi inférieure de la vessie n'a pas changé de caractère, elle ne semble pas s'être étendue. Notre malade se considère comme absolument guérie ; elle est, en effet, en très bonne santé et son état général est excellent.

OBSERVATION III

B..., Éléonore, sans profession, âgé de 37 ans, entre à l'hôpital Beaujon, salle Laugier, n° 21, le 31 mai 1893.

Antécédents héréditaires nuls, elle-même n'a jamais été malade ; réglée régulièrement à 15 ans, elle a eu un enfant à 15 ans et une fausse couche à 23 ans. Depuis longtemps elle souffre dans le ventre. Les règles ont été régulières jusqu'en février 1893. Depuis cette époque, la malade a des pertes blanches et de temps en temps des pertes sanguinolentes. Les douleurs de ventre sont devenues plus vives ces temps derniers ; elle a un peu maigri, l'état général est cependant resté bon.

A son entrée à l'hôpital, nous trouvons l'utérus un peu gros, légèrement douloureux. Douleurs de chaque côté dans la fosse iliaque.

Toucher. — Le col est tout entier bourgeonnant et extrêmement saignant. Le doigt entre au milieu des fongosités, l'utérus semble transformé en épithélioma dans une grande étendue.

Il est cependant mobile.

L'hystérectomie vaginale aurait présenté de grandes difficultés à cause de l'étendue des lésions. Et M. Michaux se décide à pratiquer l'hystérectomie sacrée le 6 juin.

La malade est couchée sur le côté gauche. Soins antiseptiques habituels. Incision partant de l'épine iliaque postéro-inférieure aboutissant à la pointe du coccyx.

A l'extrémité supérieure de cette ligne, incision perpendiculaire de droite à gauche. Découverte du sacrum et du coccyx. Section après libération de l'os à la pince coupante au-dessous du 4° trou sacré.

Le rectum est récliné en haut et à droite; malgré cette précaution, cette portion intestinale a été sur le point d'être ouverte et M. Michaux a été contraint de faire sur cette incision involontaire cinq points de suture.

Plus en dehors, le sac péritonéal est ouvert. On sort assez facilement un gros utérus. Trois pinces sont mises sur le ligament large droit; le vagin est alors ouvert et l'utérus assez facilement enlevé après avoir placé deux pinces sur le ligament large gauche. Les utérines et les vaisseaux qui saignent sont liés.

Les pinces sur les ligaments sont laissées à demeure. Drainage du vagin et du péritoine; la plaie cutanée est incomplètement fermée avec des crins de Florence. Les suites opératoires n'offrent rien à signaler.

Les pinces ont été enlevées 48 heures après l'opération. La malade sort guérie le 12 août. La cavité vaginale est souple dans toute son étendue. L'état général est excellent.

En novembre, la malade revient nous consulter, nous constatons un trajet fistuleux au niveau de la cicatrice sacrée; admission à l'hôpital, injections d'éther iodoformé dans le trajet. Au bout de quelques jours, nous apercevons un fil de soie qui est facilement retiré. Aujourd'hui la malade n'a plus aucune plaie et est en parfait état. Elle se plaint cependant de douleurs dans le ventre dont nous ne trouvons pas la cause. Peut-être sont-elles en rapport avec une récidive. Nous ne pouvons faire que des suppositions.

OBSERVATION IV

L...., Juliette, couturière, âgée de 34 ans, entre à l'hôpital Beaujon, salle Laugier, le 13 octobre, 1893.

Père mort tuberculeux, mère morte tuberculeuse ; a deux sœurs qui se portent bien, n'a jamais été malade, réglée à 15 ans régulièrement.

La malade nous dit souffrir depuis 6 mois environ. Les pertes ont commencées en novembre 1892 et sont devenues plus fréquentes depuis le mois de mars 1893. Elle vient à l'hôpital consulter M. le Dr Fernet qui veut bien nous l'adresser.

Par le palper abdominal, qui se fait très aisément, on détermine une légère douleur sur l'utérus qui paraît petit.

Au toucher vaginal, on sent un col transformé en bourgeons saigants, surtout étendus en arrière où la paroi vaginale est envahie dans une étendue de deux centimètres à peu près. L'utérus reste légèrement mobile. Etat général assez altéré : la malade a sensiblement maigri. L'hystérectomie sacrée est pratiquée par M. Michaux, le 18 octobre : La malade est couchée sur le côté droit, le vagin lavé et l'antisepsie de la région opératoire rigoureusement faite.

Incision verticale suivant l'aile gauche du sacrum, s'arrêtant au voisinage de l'anus. Incision horizontale partant de l'extrémité supérieure de cette verticale et s'étendant au côté droit du sacrum ; à la partie inférieure de la verticale, seconde incision horizontale légèrement dirigée en haut. Nous avons ainsi un rectangle des parties molles que nous rejetons sur le côté droit ; dégagement du coccyx et de la partie inférieure du sacrum. En partant de l'extrémité inférieure du coccyx et allant, suivant la crête sacrée, nous prenons six bons centimètres et demi. Section transversale à ce niveau du sacrum avec une pince coupante, nous nous trouvons ainsi exactement sur le quatrième trou sacré. Le rectum est récliné à gauche avec un doigt introduit par l'anus, et c'est avec une certaine difficulté que l'ouverture est faite.

Utérus quelque peu adhérent. On place sur le fond, une pince de Museux et on amène ainsi facilement l'utérus dans la plaie.

Dès ce moment l'opération se fait absolument sous nos yeux et nous pouvons pour rendre compte des parties sectionnées. Deux clamps droits sont placés sur chaque ligament large qui sont coupés.

Désinsertion du vagin et application de chaque côté, au niveau des utérins, d'un clamp supplémentaire. Ligature des ligaments larges à la soie. Fermeture du péritoine. Le vagin est laissé ouvert et bourré de gaze iodoformée. Suture de notre lambeau cutané. Nous laissons seulement une petite mèche iodoformée. L'opération a duré une heure quinze minutes.

Dans l'après-midi, la malade saigne assez abondamment ; j'enlève les points de suture cutanés et je remplace la mèche iodoformée sans avoir trouvé de vaisseaux à lier. Notre malade n'a jamais eu une température supérieure à 38° et les suites opératoires ont été extrêmement bénignes.

En ce moment (décembre 1893) la guérison est complète, l'état général s'améliore de jour en jour.

www.ingramcontent.com/pod-product-compliance
Ingram Content Group UK Ltd.
Pitfield, Milton Keynes, MK11 3LW, UK
UKHW020014100726
13658UKWH00002B/953